PRAKTISCHER LEITFADEN DER QUARZLICHTBEHANDLUNG BEI HAUTKRANKHEITEN

NEBST DIAGNOSTISCHEN
UND ALLGEMEIN-THERAPEUTISCHEN
ANMERKUNGEN

VON

DR. MED. THEODOR PAKHEISER
FACHARZT FÜR HAUTLEIDEN IN HEIDELBERG

MIT 7 ABBILDUNGEN

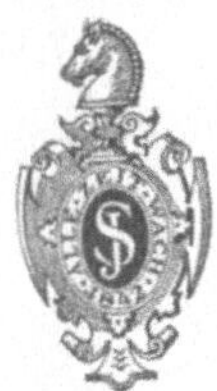

BERLIN
VERLAG VON JULIUS SPRINGER
1927

ISBN 978-3-642-47256-5 ISBN 978-3-642-47654-9 (eBook)
DOI 10.1007/978-3-642-47654-9

Vorwort.

Das Büchlein wendet sich an den Praktiker.

Wenn das Quarzlicht als Vertreter der Ultraviolettbehandlung gewählt wurde, soll das keineswegs eine Höherbewertung gegenüber anderen Lampenkonstruktionen bedeuten, sondern lediglich der verbreitetsten Verwendung der Quecksilberdampflampen Rechnung tragen.

Solche praktischen Gesichtspunkte verpflichten ebenso zu Kürze, Vernachlässigung des Theoretischen, weshalb auch auf Literaturangaben verzichtet wurde. Wer mehr und auch Theoretisches sucht, muß auf die ausgezeichneten einschlägigen Arbeiten von STÜMPKE, THEDERING u. a., sowie die Lehrbücher der gesamten Strahlenkunde verwiesen werden.

Auch an dieser Stelle sei der Quarzlampen-Ges. Hanau gedankt, die freundlicherweise Literatur und Bildmaterial zur Verfügung stellte.

Heidelberg, im März 1927.

Der Verfasser.

Inhaltsverzeichnis.

Einleitung.

Phototherapie und Dermatotherapie sind heute unlöslich miteinander verknüpft; neben der Röntgentherapie hat besonders die Ultraviolettbehandlung bei Hautkrankheiten das therapeutische Handeln unserer Tage beeinflußt.

Wenn auch unsere wissenschaftlichen Kenntnisse von der Wirksamkeit der verschiedenen Strahlenarten auf Gesamtorganismus und Hautorgan noch relativ jung sind, so kann doch die bewußt und unbewußt geübte Lichtbehandlung auf eine lange Geschichte zurückblicken, denn schon im Altertum finden wir die Verwendung des Sonnenlichtes zur Beeinflussung krankhafter Zustände vor.

So alt mithin die Lichtbehandlung ist, erhielt sie ihre wissenschaftliche Begründung und Eingang in die Schulmedizin erst vor etwas über 30 Jahren durch die bahnbrechenden Arbeiten Niels Finsens, der, ausgehend von den Beobachtungen Wittmarks, Hammers und anderer, die Wirkungen der einzelnen Strahlensorten des Sonnenlichtes auswertete und eine exakte Basis der Lichttherapie schuf.

Der jungen Wissenschaft wandte sich das Interesse der Technik zu. Neue Lampenkonstruktionen und Verbesserungen suchten unser Lichtinstrumentarium zu vervollkommnen, Physiker und Mediziner haben gleichen Anteil an dem Ausbau der heutigen Ultraviolettstrahlenbehandlung; neben Finsen, um nur einige markante Namen herauszugreifen: Aronds, Hewitt, Schott, Küch, Kromayer, Jesionek und Nagelschmidt.

I. Die Grundlagen der Ultraviolettstrahlenbehandlung.

A. Physikalische Vorbemerkung.

Wir nehmen auch heute noch das Wesen des Lichtes als eine Wellenbewegung im Äther an.

Lassen wir das Licht der Sonne durch ein Prisma fallen, so wird es in seine Einzelteile, die Spektralfarben, aufgelöst. Die Ursache liegt in der verschiedenen Ablenkbarkeit der Strahlen entsprechend ihrer Wellenlänge. Am geringsten ist die Brechung der langwelligen roten Strahlen (Wellenlänge 760 $\mu\mu$), am stärksten beim Violett (Wellenlänge 397 $\mu\mu$).

Wir erhalten in dem Sonnenspektrum, wie überhaupt von den Spektren fester glühender Körper ein fortlaufendes Bandenspektrum, während gasförmige Körper ein Linienspektrum oder eine Kombination von Banden- und Linienspektrum aufweisen; hierbei finden sich nicht kontinuierlich Strahlen aller Wellenlängen, sondern es gelangen nur einzelne Distrikte entsprechend bestimmter enthaltener Wellenlängen zur Darstellung. Diese Kombination von Banden- und Linienspektrum hat für unser Sondergebiet wegen des Quecksilberdampflichtes erhöhtes Interesse.

Es ist bekannt, daß das Sonnenspektrum beiderseits anschließend an das Farbenband weitere uns unsichtbare Strahlen enthält, denen verschiedene Wirkungen zukommen. So haben die diesseits des Roten liegenden Infraroten, wie wir seit den Beobachtungen Herrschels wissen, gleichfalls wärmespendende Eigenschaften.

Jenseits des Violetten, das in der Hauptsache chemische Wirkungen hat, finden wir noch eine Schwärzung von Chlorsilberpapier, die ihre Veranlassung in den gleichfalls chemisch-aktiven, kalten, ultravioletten Strahlenbündeln hat.

Dies ist der Wellenbereich der Strahlen, die für die Ultraviolettherapie in Betracht kommen; ihre Wellenlänge liegt zwischen etwa 390 $\mu\mu$ bis zum äußersten Ultraviolett 185 $\mu\mu$.

Das Spektrum des Quarzlichtes, und dieses hat in der Praxis den größten Eingang gefunden, zeigt neben einem schmalen Rotgelbstreifen 2 Linien in Gelb und Grün (optische Strahlen) und einen breiten Streifen im Violett. Es folgen dann zwischen 400 und 300 $\mu\mu$ Wellenlänge nur einzelne Streifen, große Bezirke unter 300 $\mu\mu$; wir können somit die Feststellung machen, daß das Quecksilberdampflicht an innerem Ultraviolett erheblich ärmer ist als das Sonnenlicht, während es große Strahlenmengen von äußerem Ultraviolett (300—185 $\mu\mu$) führt.

Das Spektrum hat uns die Auflösung des weißen Lichtes in seine Einzelteile gezeigt. Soll nun nicht das Gemisch von Strahlen in seiner Gesamtheit zur Anwendung kommen, sondern nur einzelne Wellenbereiche, so ist uns in der Filterung die Möglichkeit gegeben, elektiv Strahlensorten zu benutzen.

Dieser Vorgang beruht auf der Absorbierbarkeit der Strahlen.

Bringen wir beispielsweise zwischen die aufzulösende Lichtquelle und das Prisma ein grünes Glas, so wird dieses alle Farben verschlingen und nur das Grün durchlassen, ebenso ein belichteter grüner Gegenstand alle ihn treffenden Farben absorbieren und nur grüne Strahlen, die Strahlen seiner Farbe, reflektieren.

In gleicher Weise wie die sichtbaren können auch die unsichtbaren Strahlen herausgefiltert werden, so z. B. die roten und infraroten durch Wasser, die ultravioletten durch Glas, während Quarzglas und Wasser, besonders destilliertes, letztere nahezu vollkommen passieren läßt, andererseits Uviolglas die ultravioletten Strahlen unter 280 $\mu\mu$ abzubremsen imstande ist.

B. Biologisches.

Die allgemein-biologische Wirkung aller Strahlen ist das Erzielen einer Gewebsentzündung.

Diese Entzündung kann bei Anwendung geringer Dosen so geringfügig sein, daß sie makroskopisch nicht erkennbar wird, wird sich aber mikroskopisch oder durch empfindlichere mikrochemische Reaktionen zur Darstellung bringen lassen, findet man doch bereits nach minimaler Höhensonnenanwendung beispielsweise eine Calciumverschiebung und -anreicherung in der bestrahlten Zone.

Verstärken wir die Strahlendosis, so bedeutet dies zunächst Stillstand der Zellfunktion und schließlich Zellzertrümmerung, Gewebstod.

Diese Grundsätze haben für alle Strahlensorten Geltung: Rotlicht-, Ultraviolette und Röntgen-Radiumstrahlung. Differenzen finden sich allein in:

1. der Reaktionsgeschwindigkeit,
2. der Tiefenwirkung, Durchdringungsfähigkeit.

Die Rotlichtstrahlen erzielen eine sofortige Reaktion: Wärme.

Die Ultravioletten des Quarzlichtes haben eine Inkubationszeit von einigen Stunden, und bei Röntgen- und Radiumstrahlen vergehen Tage und Wochen (Beispiel: Röntgenepilation), bis der Effekt sich einstellt.

Im umgekehrten Verhältnis zu der Reaktionsgeschwindigkeit steht die Durchdringungsfähigkeit der einzelnen Strahlensorten. Wärmestrahlen bleiben in der Regel in ihrer Wirkung auf Epidermis und oberstes Corium beschränkt, der Einfluß des ultravioletten Lichtes reicht zur Cutis, tiefer bis unbegrenzt dehnt sich der Wirkungsbereich der kurzwelligen Röntgen- und Radiumstrahlen aus.

Wir können daher schematisch für das Wirkungsverhältnis der Strahlensorten untereinander (mit Ausnahme der gefilterten und ungefilterten Ultraviolettstrahlen, von denen später die Rede sein wird) den Satz aufstellen:

Je kurzwelliger die therapeutisch verwandten Strahlen, um so später einsetzende Reaktion und um so weitgehendere Tiefenwirkung.

Wenn dieser Satz in allen Teilen zu Recht bestünde, müßte den gefilterten Quarzlichtstrahlen als im ganzen langwelligeren eine geringere Tiefenwirkung als den ungefilterten zukommen. Jedoch das Gegenteil entspricht den Tatsachen, denn den Filterstrahlen fehlt das die Haut stark reizende äußerste Ultraviolett, ferner noch die die Anwendung beeinträchtigenden Wärmestrahlen. Infolgedessen ist beispielsweise eine gefilterte Nahbehandlung ungleich länger anzuwenden, und da die Absorption der verwandten gefilterten Strahlen im Epithel eine geringere ist als bei ungefilterten, wird mit ersteren eine größere Tiefenwirkung zu erzielen sein.

Wir vermögen diese Tiefenwirkung durch Aufpressen der Lampe auf das Gewebe zu verstärken, da hierdurch eine blutarme und deshalb den Durchtritt der Strahlen weniger hemmende Zone geschaffen wird.

So umgrenzt die Kenntnis von der biologischen Wirkung der einzelnen Strahlensorten bereits deren spezielles Anwendungsgebiet.

Den zweiten Faktor der Lichtgewebsreaktion neben dem wirksamen Agens stellt die Empfindlichkeit der Zelle dar.

Allgemein muß man eine Zelle um so strahlenempfindlicher ansprechen, je jünger und differenzierter sie ist. Bekannt ist ja die besondere Radiosensibilität des spermabildenden Apparates im Gegensatz zu den Hodenzwischenzellen.

Gleiches beobachtet man, wenn auch weniger eindringlich infolge der geringeren Tiefenwirkung, bei dem Quarzlicht. So fand

Gassul bei intensiven Höhensonnenbestrahlungen von Mäusen Hyperämien in Milz, Lungen, Leber und Niere (besonders nach Eosinsensibilisierung), während andere Organe keine oder kaum Veränderungen aufwiesen.

Ebenso läßt sich offenbar innerhalb des Epithels eine verschiedene Ansprechbarkeit der einzelnen Zellverbände annehmen. Keller fand als hervorstechendstes histologisches Zeichen der beginnenden Ultraviolettbeeinflussung eine degenerative Veränderung in der Stachelzellschicht. Jesionek und seine Schule bezeichnen das stratum germinativum, dem man noch weitere bedeutsame Hautfunktionen, wie Pigmentbildung, innersekretorische Fähigkeiten usw., zuschreiben muß, als die für die biologische Lichtwirkung ausschlaggebende Zone, der als weitere Angriffspunkte die Anhangsgebilde der Haut (Haare, Talgdrüsen) folgen; demgegenüber ist die Lichtwirkung bei den älteren, einen trägeren Stoffwechsel aufweisenden oberen Epithelzellen und besonders der abgestorbenen Hornschicht gering.

Der Einfluß der Ultraviolettstrahlen auf den Gesamtorganismus wird im praktisch-klinischen Teile bei der Besprechung der Tuberkulose Berücksichtigung finden.

C. Allgemein-Klinisches.

Bestrahlen wir eine Hautstelle mit Quarzlicht, so tritt nach einer symptomlosen Zeit von einigen Stunden eine Rötung, das Erythem, auf, das sich entsprechend stärkerer Applikation zu Blasenbildung und Nekrose analog den Verbrennungen 1., 2. und 3. Grades steigern kann.

Im Laufe der folgenden Tage bildet sich das Lichterythem unter Schuppung zurück, die Blasen trocknen ein und stoßen sich unter Schorfbildung ab. Bei stärkster Strahleneinwirkung können Allgemeinerscheinungen, wie Fieber, Albuminurie u. dgl., zur Beobachtung kommen. Über leichtere Kopfschmerzen wird, besonders von Frauen, auch bei relativ geringer Lichtwirkung häufig geklagt, doch pflegen diese Beschwerden nach kürzester Zeit restlos zu verschwinden.

Bei wiederholter Bestrahlung kann der Effekt schwanken. Erhöhte Irritabilität der Haut wird bei gehäufter Quarzlichtanwendung eine kumulative Wirkung auf die Haut bewirken derart, daß schon geringere Dosen den gleichen Reaktionsgrad wie die vorausgegangene stärkere Strahlenmenge erzielen lassen. Dieser möglicherweise kumulativen Wirkung erneuter Ultraviolettbestrahlung wird besonders in Fällen, in denen lediglich eine zarte Alteration des Gewebes (beispielsweise frische Ekzeme) erwünscht ist, Rechnung zu tragen sein.

Viel häufiger aber stellt sich nach Lichtbehandlung statt einer kumulativen Wirkung eine gewisse Gewöhnung der Haut an Strahlen ein, so daß, um Gleiches zu erzielen, die Anfangsdosis fortlaufend zu steigern ist. Diese Erscheinung, an der offenbar die Pigmentbildung wesentlich beteiligt ist, wird sich besonders bei einer kontinuierlichen Lichtbehandlung mit mehrtägigen Pausen zeigen.

Ausschlaggebend bei jeder Lichtwirkung ist die Ansprechbarkeit und Reaktionsfähigkeit der zu beeinflussenden Haut und die regionäre Hautempfindlichkeit.

Es gibt Fälle von Überempfindlichkeit der Haut gegenüber Licht.

Hydroa vacciniformis, Xeroderma pigmentosum u. a. stellen Ausdrucksformen von Häuten dar, die bereits auf die Strahlen des Sonnenlichtes abnorm reagieren. Daneben kennen wir noch eine Reihe von verdeckten Lichtdermatosen (beispielsweise einzelne Fälle von Lupus erythematodes), und oft werden wir in den Anamnesen von Kranken die Feststellung des verstärkt oder rezidivierend auftretenden Hautleidens hören zu Zeiten, in denen das Sonnenlicht besonders reich an ultravioletten Strahlen ist (Frühjahr und Herbst). Sicher wird nicht immer der Lichteinfluß an sich das ursächliche oder auslösende Moment sein; es sei hier auch nur der fließenden Übergänge von den schwersten Überempfindlichkeitsreaktionen zum Normalen gedacht, und man wird daher gut daran tun, in der Regel erst den Gesamtablauf der Erstbestrahlung unter ständiger Kontrolle zu beobachten, bevor eine neue Applikation in Frage kommt.

Solche lichtempfindlichen Häute finden wir außerordentlich häufig bei pigmentarmen blonden und rötlichen Individuen, wie ja auch in dem engeren Verwandtenkreise, beispielsweise von Patienten mit Hydroa, eine große Zahl Rothaariger anzutreffen sind.

Weiter wird neben den Teintverschiedenheiten man bei der Strahlendosierung das Geschlecht zu berücksichtigen haben, die

Haut des Weibes und besonders des Kindes wird meist früher mit einem Erythem antworten als die des Mannes, und bei diesem spielt Lichtgewöhnung durch den Beruf (Landarbeiter usw.) eine beachtenswerte Rolle.

Besondere Bedeutung für die zu wählende Strahlenquantität hat ferner die lokale Eigenart des zu beeinflussenden Hautbezirkes.

Das Gesicht und die Hände sind namentlich im Sommer bereits durch die gewohnte Sonnenbelichtung mit einem Pigmentmantel, der durch Rotlichtspeicherung als Ultraviolettstrahlenfänger wirkt, versehen, mithin erheblich lichtresistenter, die zartere, geringer verhornte Beugeflächenhaut der Extremitäten wird früher mit einem Erythem antworten als die Streckseiten, unbehaarte Stellen vor behaarten.

Daneben wird die Dicke der Haut, die Intensität des Talgüberzugs u. dgl. Beachtung finden müssen.

Feste Normen, Schemata, lassen sich im Naturgeschehen nur mit Willkür aufstellen, vielleicht am wenigsten in der Lichttherapie, da sich hier zu der bekannten Größe: Strahlen die unbekannte Terrain gesellt, das durch pathologische Prozesse im Baugefüge verändert, in der Ansprechbarkeit auf Lichtreize variiert. Mit anderen Worten ein frisches Ekzem, das eine Auflockerung und starke Flüssigkeitsdurchtränkung in seinem Deckzellverband aufweist, würde eine erheblich kleinere Erythemdosis benötigen als beispielsweise ein alter, derber psoriatischer Plaque.

Zusammenfassend haben wir demnach bei der Lichttherapie im Einzelfalle, neben der genauen Kenntnis der zu applizierenden Strahlendosis, die Reaktionsmöglichkeit der Haut zu beachten, die sich ergibt aus: Geschlecht — Teint — Anatomie des Hautbezirkes — Art der pathologischen Veränderung hinsichtlich pathologisch-anatomischer und klinischer Wertung (Irritabilität).

An früherer Stelle wurde bereits kurz auf die *Idiosynkrasie* gegen Strahlen hingewiesen (Hydroa usw.).

Neben diesen von Kindheit an bestehenden Idiosynkrasien kennen wir eine Reihe erworbener Zustände, die durch äußere und innere Sensibilatoren hervorgerufen werden.

Bei der exogenen Sensibilisierung wird das umstimmende Agens von außen in den Organismus eingebracht einmal in der Ernährung (hier sei auf die Buchweizenkrankheit, Pellagra und die Wirkung der experimentellen Eosinfütterung verwiesen), weiter durch innerlich gegebene Medikamente (Arzneiexantheme) oder, wenn auch in geringerem Maße, durch den Körper treffende Hitzeapplikation.

Geringer sind unsere Kenntnisse von den Idiosynkrasie bewirkenden Stoffen, die im Organismus gebildet werden. Einen solchen endogenen Sensibilisator kennen wir experimentell und klinisch (Hydroa) im Hämatoporphyrin.

Pigment. In engem Zusammenhang mit der Lichtwirkung steht das epitheliale Pigment.

Auf die Theorien der Pigmentgenese sei hier nicht weiter eingegangen.

Wie die Sonnenbestrahlung allmählich zu einer Bräunung der Haut führt, beobachten wir auch bei der Anwendung des künstlichen Lichtes Pigmentbildungsvorgänge, doch finden sich zwischen beiden Verschiedenheiten im Aussehen, der Beständigkeit und vielleicht auch im mikroskopischen Bilde (verschiedener Sitz im Epithel).

Zu dem schönen braunen gleichmäßigen Sonnenpigment kontrastiert das verwaschene, leicht schmutzig aussehende, schnell verschwindende des Quarzlichtes. Es liegt nahe, die Ursache der Differenz in dem jeweiligen Gemische von äußeren und inneren ultravioletten Strahlen zu suchen.

Von praktischem Werte ist für uns die Kenntnis der verschiedenen Intensität der Pigmentierung bei Anwendung von gefilterten und ungefilterten ultravioletten Strahlen, von denen die gefilterten eine geringere Farbstoffbildung im Gefolge haben, ferner die Tatsache, daß die Pigmentbildung sich auch auf die Haarfarbe bei Ultraviolettbehandlung auswirken kann.

Der biologische Sinn des Pigmentes scheint wohl zunächst im Schutze gegen die Strahlen zu liegen.

Diese offenbar hinreichend gestützte Hypothese wird sich, da die Pigmentbildung nach Intensivbestrahlung schnell einsetzt, in unseren Indikationen auswirken müssen. Bei gewünschter Dauerwirkung werden wir versuchen müssen, entweder durch vorsichtiges Einschleichen und langsames Steigen der Dosierung die Pigmentbildung zu verzögern, oder beim Beginne mit kompakten Strahlenmengen die Dosis stets weitgehend zu erhöhen, um nach Möglichkeit den gebildeten Pigmentschutz auszugleichen.

Im Gegensatz zu der Lichtschutztheorie fassen andere Forscher das Pigment als den Träger der Lichtenergie, einen Heilfaktor erster Ordnung auf, der mit allen zu Gebote stehenden Mitteln heranzubilden wäre.

Auf diese Problemstellung wird im praktisch-klinischen Teil (Tuberkulose) noch kurz einzugehen sein, ebenso wie auf die Versuche der künstlichen Pigmentbildung an depigmentierten Stellen (Vitiligo).

II. Technischer Teil.

A. Apparatur.

Es ist bedauerlich, daß wirtschaftliche Momente, Kassenwesen, die Notwendigkeit der Quantitätspraxis vielfach den Praktiker hindern, in seiner Tätigkeit zu individualisieren und seine technischen Hilfsmittel auf breiteste Basis zu bringen, somit ihn auch zwingen, Lichttherapie möglichst mit einer Lichtquelle zu treiben.

Die Tatsache der ausgedehntesten Verwendung der Quarzlampen mußte daher veranlassen, die Ultraviolettbehandlung der Hautkrankheiten auf das Quarzlicht einzustellen, um so den Bedürfnissen eines möglichst großen Kreises gerecht werden zu können. Die offenen Bogenlampen, die Aureol- und Heliollampe, die sonnenlichtähnliche Ultrasonne und die milde, des äußersten Ultravioletts entbehrende Uviollampe leisten ohne Frage therapeutisch ganz Vorzügliches.

Für die Behandlung des Lupus unerreicht ist das Finsenlicht! Vielleicht wäre seine Besprechung allein als Ausdruck der Dankbarkeit geboten; leider wird es dem Praktiker, ja selbst größeren Krankenanstalten, nur in den seltensten Fällen zur Verfügung stehen, weshalb seine Besprechung gleichfalls der angestrebten, praktischen Kürze der Darstellung zum Opfer fallen mußte.

Das Prinzip des Quarzlichtes beruht auf der Erzielung eines Quecksilberdampfes mit Hilfe des elektrischen Stromes.

1. Kromayer-Lampe. Die erste Quecksilberdampflampe wurde 1906 von Küch konstruiert und von Kromayer in die Therapie eingeführt (Fig. 1).

Konstruktion: In einem etwa faustgroßen Metallgehäuse ist der Brenner der Lampe eingebaut. Er besteht aus einem U-förmig gebogenen, luftleeren Quarzglasrohre, dessen beiden Enden mit Quecksilber beschickt sind. Um diesen Brenner befindet sich ein gleichfalls luftleerer Mantel aus Quarzglas, der von dem äußeren Metallgehäuse durch eine Schicht zirkulierendes Wasser getrennt ist. Das Gehäuse trägt an der Vorderseite ein etwa 5 cm großes Quarzfenster, ein Querarm verbindet es mit einem Präzisionsstativ, das bequeme Höheneinstellung gestattet.

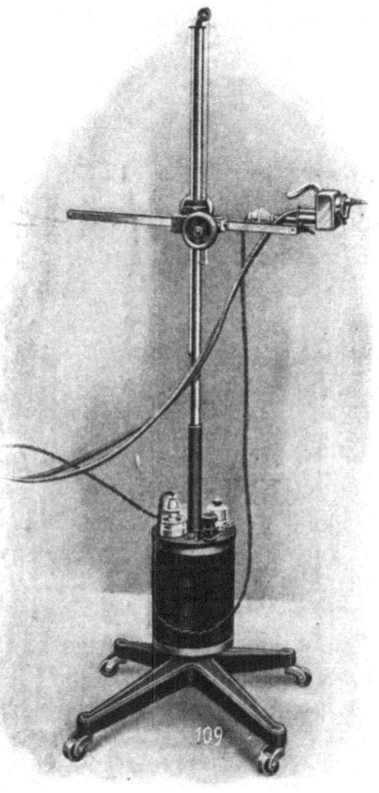

Fig. 1. Kromayer-Lampe.

Die Lampe wird für alle gebräuchlichen Stromnetze passend geliefert und kann mittels Steckdose an jede elektrische Leitung angeschlossen werden. Das Entzünden der Lampe geschieht durch Kippen, wodurch Schließung des Stromkreises durch Vereinigung des Quecksilbers erzielt wird.

Bei der Installation ist lediglich Bedingung, daß die Lampe auch an die Wasserleitung angeschlossen wird, die nötigenfalls improvisiert werden kann, da die Kromayer-Lampe niemals ohne Wasserkühlung gebrannt werden darf. Der Wasserverbrauch beträgt etwa 2 l pro Minute.

Die Oberflächenbestrahlung wird in einem Abstand von 10 cm vorgenommen (Mindestmaß). Es ist dabei zu beachten, daß die Lichtwirkung mit dem Quadrate der Entfernung abnimmt.

Von größerer Bedeutung ist jedoch die Möglichkeit der Kompressionsbestrahlung zur Erzielung einer Tiefenwirkung der ultravioletten Strahlen; hierbei ist besonders auf ein gleichmäßiges Aufsitzen des Quarzfensters, resp. der zur Verwendung kommenden Quarzansätze zu achten, was einfach und solide durch die Fixierung der zu bestrahlenden Partie an das Fenster mittels eines Verbandes zu erzielen ist.

Die störende Erwärmung der Haut bei der Kompressionstiefenbestrahlung wird einmal durch die Wasserkühlung des

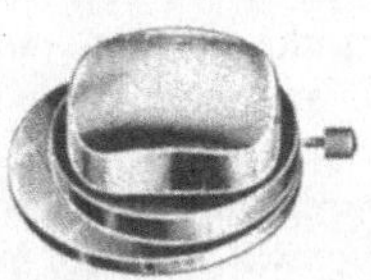
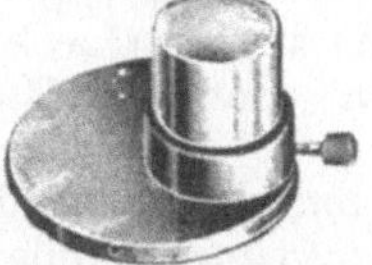
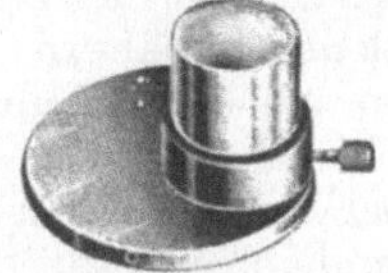

Fig. 2. Ansatzstücke.

Brenners resp. des Gehäuses, dann aber auch durch Kompression der Hautgefäße (Anämisierung) verhindert.

In der Praxis würden sich bei Verwendung der beschriebenen Lampe bisweilen bei der Kompressionsbehandlung an einzelnen prononziert plastischen Körperstellen (besonders im Gesicht) Schwierigkeiten in der Anwendung ergeben derart, daß ein vollständig luftdicht abschließendes Aufsetzen des planen Fensters unmöglich wäre. Zu diesem Zwecke hatte man früher allerdings die Wirkung schwächende Vorsatzlinsen verwendet. Jetzt benutzt man Quarzansätze, an deren Außenwänden eine vielfache totale Reflektion der Strahlen erzielt wird und somit der Lichtverlust minimal gehalten werden kann. Diese Ansatzstücke (Fig. 2) sind in mehreren Formen erhältlich und mit Hilfe eines Ansatzhalters leicht anzubringen und auszuwechseln.

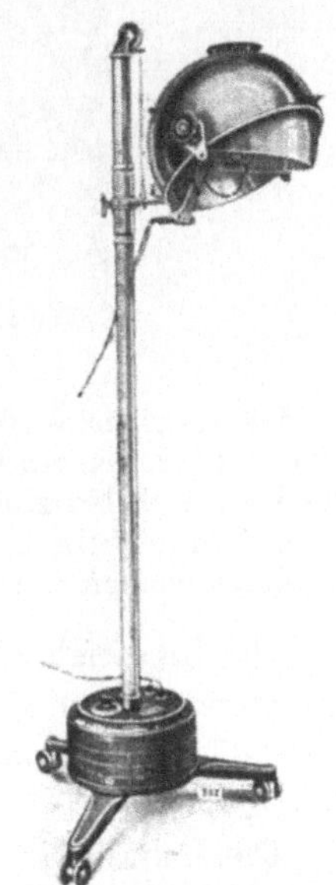

Fig. 3. Quarzlampe „Künstliche Höhensonne" — Original Hanau — (Bach Höhensonne) Standardmodell für Wechselstrom.

2. Künstliche Höhensonne (Bach-Lampe) (Fig. 3). Noch weitere Verbreitung als die Kromayer-Lampe hat sich durch ihre Verwendung in anderen Gebieten der Medizin die künstliche Höhensonne nach Bach geschaffen, weshalb auch im praktisch klinischen Teile ihren Indikationen besonders gedacht werden wird.

Die erste Konstruktion einer Quarzlampe ohne Wasserkühlung

stammte von NAGELSCHMIDT. Seit 1910 hat das von BACH angegebene modifizierte Modell nur unwesentliche Veränderung erfahren.

Konstruktion: der Brenner der BACH-Lampe ist ein langgestrecktes Quarzrohr mit an beiden Enden quergestellten kurzen Quarz-Quecksilberbehältern. An diesen Quecksilberpolen sitzen Metallrippen als Kühler auf, in jedes Polgefäß tritt in einer Perlschnur der Strom ein.

Der Brenner ist in ein ihn umschattendes hochglanzpoliertes Aluminiumhohlgehäuse, das maximale Reflexion gewährleistet, eingebaut; in dieser Hohlhalbkugel befindet sich eine visierhaft bewegliche Verschlußklappe, die eine kleinere Ausstrahlöffnung besitzt.

Die Lampe ist beweglich mit einem Stativ verbunden; der Höhenstand kann mittels Handrad beliebig und leicht eingestellt werden.

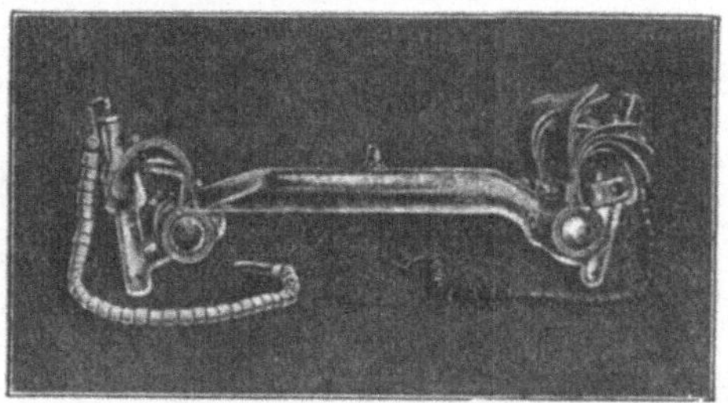

Fig. 4. Quarzbrenner für Gleichstrom 220 Volt.

Die künstliche Höhensonne wird für alle gebräuchlichen Betriebsspannungen passend geliefert, die vorhandenen vier Typen unterscheiden sich lediglich im Brenner und Vorschaltwiderstand.

Dieser ist beim einfacheren Modell in das Gehäuse eingebaut, sonst befindet er sich am Fuße der Stativstange.

Die Inbetriebnahme geschieht durch Kippen der einem Wagebalken ähnlichen Kippschiene, die neben dem Brenner angebracht, entweder direkt oder durch Drehung eines seitlichen Handrades bewegt wird.

Die Installation ist einfach durch Anbringen einer zum Apparate gehörigen Wandsteckdose zu bewerkstelligen.

Wie die KROMAYER-Lampe hat auch die künstliche Höhensonne einen verstärkten Anlaufstrom, der nach 8—10 Minuten auf das Normale zurückgeht. Der Stromverbrauch und mithin die Betriebskosten sind gering, wie aus nachstehender Tabelle ersichtlich ist:

Für die BACH-Lampe gelten folgende Zahlen:

Netzspannung Volt	Betriebs-Strom-stärke Amp.	Anlauf-strom dem Netz ent-nommen Amp.	Klemmen-Spannung am Brenner im Betrieb Volt	Licht-bogen-Länge ca. mm	Licht-stärke des Brenners Kerzen	Der stündl. Stromver-brauch beträgt nur
Gleichstrom						
Type BACH 110	4	11	70– 80	60	1200	0,44 kw.
Type BACH 220	2,5	8	150–160	120	2000	0,55 kw.
Wechselstrom	(Primär)					
Type BACH und JESIONEK 120	7,5	11	175–185	120 (dreipolig gegabelt)	2500	0,60 bis 0,70 kw.
Type BACH und JESIONEK 220	3,7	9	175–185	120 (dreipolig gegabelt)	2500	0,60 bis 0,70 kw.

Die Werte der KROMAYER-Lampe liegen noch unter denen der BACH-Lampe.

Aus der Tabelle ist ersichtlich, daß wegen des erhöhten Anlaufstromes in der Regel eine Erhöhung der gebräuchlichen Sicherung nötig sein wird, weiterhin man bei mehreren sich folgenden Bestrahlungen die Lampe zweckmäßig in Betrieb beläßt.

3. JESIONEK-Höhensonne. Weniger für den Gebrauch des Praktikers, sondern mehr in Heilstätten und größeren Lichtinstituten wird die erheblich stärkere Lichtmengen spendende JESIONEK-Lampe verwendet, da mit ihr bei Verwendung mehrerer Lampen ein gleichmäßig ultraviolett durchlichteter Raum zu erzielen ist.

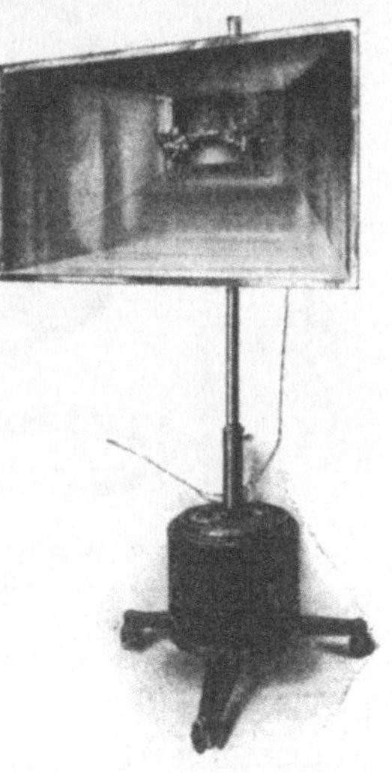

Fig. 5. JESIONEK-Höhensonne — Original Hanau — mit zentrischem Transformator für Wechselstrom. Modell 108.

Der Unterschied von der BACH-Lampe liegt in der nahezu doppelten photometrischen Helligkeit des lichtstarken Brenners. Über den Bau wird die beigefügte Figur genügend orientieren.

B. Zusatzapparate.

Filter. Wir wissen, daß das Spektrum der Quecksilberdampflampen bis zum äußersten kurzwelligen Ultraviolett (Wellenlänge ca. 200 $\mu\mu$) reicht und daß diese letzteren vorwiegend in den obersten Hautschichten absorbiert werden und hier eine starke Reizwirkung ausüben können.

Dieser Umstand wird sich, besonders wenn eine Tiefenwirkung erzielt werden soll, störend bemerkbar machen, da die Oberflächenentzündung der Einwirkungsmöglichkeit in der Tiefe zuvorkommen wird.

Wir wissen weiter, daß wir dieses durch die Abfilterung des äußersten Ultraviolett vermeiden können; es befindet sich eine Lampe im Handel, die Uviollampe, die durch den Ersatz des Quarzglases durch Uviolglas nur langwelligere Ultraviolettstrahlen spendet.

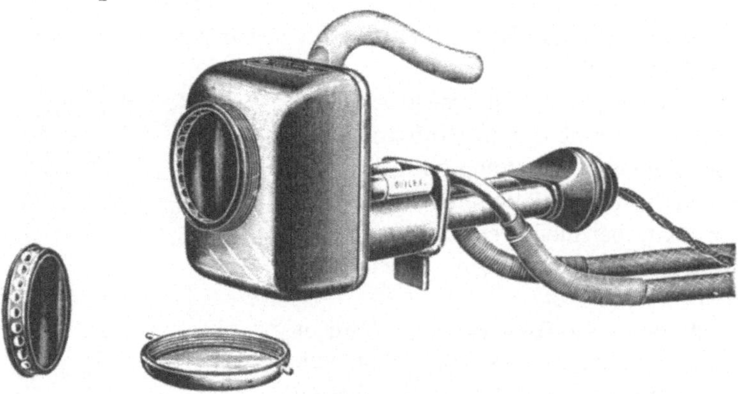

Fig. 6. Quarzlampe mit eingesetzter Zwischenscheibe mit abgenommenem Fenster.

Eine Filterung ist auch bei der Kromayer- wie Bach-Lampe möglich.

Kromayer verwandte zu diesem Zwecke zunächst als Kühlwasser Methylenblaulösung. Demgegenüber bedeutet die jetzige Verwendung von Zwischenscheiben aus Schottschen Ultraviolettglas, kurz Blauglas genannt, einen erheblichen praktischen Fortschritt.

Diese an Stelle des farblosen Quarzfensters eingesetzten Blauscheiben, die in verschiedenen Dicken geliefert werden, lassen lediglich die violetten und langwelligeren ultravioletten Strahlen durch, absorbieren aber neben dem äußersten Ultraviolett auch die Wärme- und optischen Strahlen. Entsprechend der zunehmenden Dicke des Blauglases vergrößert sich die Absorption; in der Praxis erwies sich daher bei Verwendung der dickeren Blaufiltergläser die Wasserkühlung nur an der Innenseite des Glases als ungenügend, die Wärme teilte sich in unangenehmer Weise dem Fenster und dem Quarzansatzstück mit.

Man ging daher dazu über, die Zwischenscheiben in das Wasserbad selbst einzubauen, um durch allseitige Wasserkühlung die Wirkung der Wärmestrahlenabsorption auszuschalten.

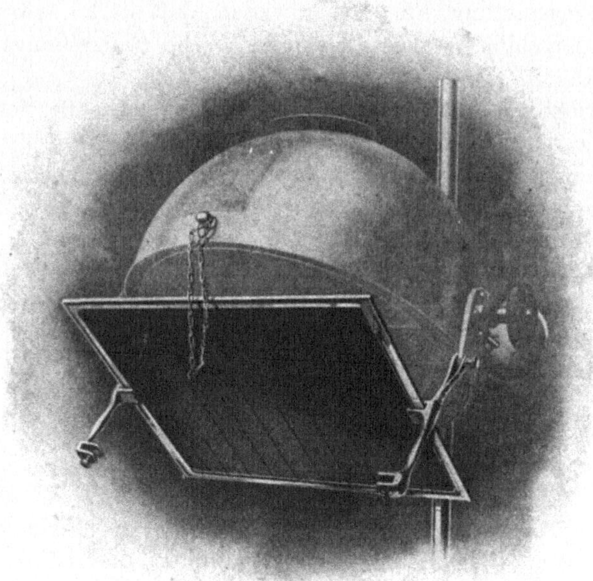

Fig. 7. Uviolglas-Blaufilter zur Abscheidung der äußeren, kurzwelligen Ultraviolettstrahlen.

Das Fenster der Lampe wird bei Filterbestrahlung mittels eines Fensterschlüssels entfernt, die Blauscheiben eingelegt. Diese greifen mit dem gelochten Metallring in die Fensterfassung ein.

So ist auf einfache Weise die Möglichkeit gegeben, das Quarzlicht durch Blauglas von 2—8 mm Stärke durchzuschicken und filtrieren zu lassen.

Entsprechende Filterungsmöglichkeiten hat man bei der künstlichen Höhensonne. Hier wird, wie die Fig. 7 zeigt, ein

Uviolfilm vorgelegt, der die Strahlen unter etwa 280 $\mu\mu$ abfiltert. Der Film ist zu seinem Schutze in einem Rahmen eingespannt, der durch 2 kleine Tragarme gehalten, seitlich an den Ohren des Lampengehäuses drehbar angebracht wird.

Als weitere Zusatzapparate sei kurz auf die Polprüflampe, den Abstandsmesser, den Zeitmesser und den HAGEMANNschen Glühlampenring hingewiesen.

Der Glühlampenring nach HAGEMANN stellt einen Kranz mit Lampen dar, der einfach an dem Rande des Lampengehäuses angebracht werden kann. Sein Zweck ist eine gleichzeitige Wärmebestrahlung, um — wir wissen, daß starke Wärmeapplikation sensibilisierend wirken kann — die Bestrahlungswirkung zu vertiefen.

Der Abstandsmesser, ein mit einem Bandmaße versehener Bügel zur genauen Feststellung der Entfernung zwischen Lichtquelle und Bestrahlungsfeld, sowie der Bestrahlungszeitmesser, ein von 1—30 Minuten einstellbarer Klingelalarm, sind 2 für die Praxis brauchbare, doch ersetzliche Instrumente.

Endlich sei die Polprüflampe, die mit Neongas gefüllt ist, berücksichtigt. Sie wird bei der Montage und späteren Nachbesserungen an Verbindelitzen usw. Verwendung finden müssen, um falsche Polung, die sie in auffallender Weise anzeigt, zu vermeiden.

C. Strahlenmessung.

Im allgemeinen Teile ist von der verschiedenen Empfindlichkeit der Haut, resp. des Organismus kurz die Rede gewesen.

Die Beachtung dieser variablen Komponente müßte uns die doppelte Verpflichtung auferlegen, den anderen Faktor in der Strahlenwirkung, die Lichtstärke der Lampe, nach Möglichkeit genau zu bestimmen, um durch Arbeiten mit 2 Unbekannten unangenehme Überdosierungen zu vermeiden.

Während in der Röntgentherapie die Dosimetrie eine Conditio sine qua non geworden ist, vermochte sich die exakte Strahlenmessung in der Quarzlichttherapie keine ausgedehnte Verwendung in der Praxis zu erringen.

Der Grund hierfür liegt keineswegs in dem Fehlen entsprechender zuverlässiger Methoden.

a) Chemische Methoden. Sie haben infolge ihrer Umständlichkeit nur beschränkt Eingang in die Praxis gefunden. Sie seien daher auch nur kurz skizziert.

Die älteste Methode ist die von EDER angegebene, die darauf beruht, daß sich unter dem Einflusse der Quarzstrahlen aus einem Gemische von Ammoniumoxalat und Sublimat Kalomel bildet, quantitativ proportional der absorbierten Lichtmenge.

MEYER und BERING bestimmten die Lichtmenge durch Abspaltung von freiem Jod aus einer Schwefelsäure-Jodkali-Mischung (Blaufärbung bei Stärkelösungzusatz), Titration mit unterschwefligsaurem Natron, bis die Lösung wieder wasserklar ist. Man bezeichnete als 1 F. (FINSEN) die Lichtmenge, die aus 50 cm^3 Stammlösung so viel freies Jod abscheidet, daß 10 cm^3 einer $^1/_{400}$ Normal-Natriumthiosulfatlösung zur Entfärbung der Lösung notwendig sind.

Die HACKRADTsche Modifikation stellt die Menge des gebildeten Jods auf kolorimetrischem Wege fest.

Die Meßmethode von KELLER ist gleichfalls eine Modifikation der von MEYER und BERING angegebenen.

b) Physikalische Methoden. Einen Fortschritt in der Meßtechnik bedeutet der von FÜRSTENAU angegebene Aktinometer.

Der Apparat beruht auf der Lichtempfindlichkeit des Selens, die Skala ist in Q-Einheiten (Quarzeinheiten) eingeteilt.

Der Zeigerausschlag schwankt entsprechend der Qualität der Strahlung; vorwiegend kurzwellige Strahlen geben geringere Ausschläge als Strahlenquellen, die vorwiegend langwellige Strahlung haben. Der Vorteil des Aktinometers liegt in seiner einfachen und schnellen Handhabung, der Nachteil in seiner — absolut gesprochen — unspezifischen Reaktionsfähigkeit, gibt doch nach BLUMENTHAL die elektrische Metallfadenbirne denselben Ausschlag wie die BACHsche Höhensonne. „Da aber“, meint BLUMENTHAL, „die qualitative Zusammensetzung bei den therapeutisch Verwendung findenden Strahlenquellen als konstant angenommen werden kann, ist eine exakte biologische Dosierung mit dem Instrument in der Praxis trotzdem gut durchführbar.“

c) Biologische Messung. Chemische und physikaliche Meßmethoden vermögen uns mithin wohl eine Kenntnis von der Quantität der Strahlen zu vermitteln, trotzdem werden sie in der Praxis nur wenig herangezogen. Die Ursache hierfür muß man wohl darin suchen, daß der Lichttherapeut sich mit seiner

Lampe empirisch dosimetrisch einarbeitet, dann aber auch, daß die Gefahren kleinerer Überdosierungen unverhältnismäßig geringer ins Gewicht fallen als beispielsweise bei der Röntgentherapie.

Jedoch der Praktiker wird sich im Beginne seiner lichttherapeutischen Tätigkeit gern auf positive Werte stützen wollen; dazu kann der von FINKENRATH angegebene Empfindlichkeitsmesser empfohlen werden.

Es werden ein blondes und ein dunkelhaariges Individuum der Lichtbeeinflussung unterworfen unter Heranziehung des Empfindlichkeitsmessers, einer Schablone, welche die Bestrahlung gleich großer Hautbezirke mit verschiedenen Belichtungszeiten erlaubt. Durch die Auswertung der Reaktionen (evtl. unter Zuhilfenahme des Rötungsmessers, einer Vergleichsfarbenskala) wird man zu einer brauchbaren Lichtwerteinschätzung seiner Lampe kommen.

So wird die Messung der Strahlenquantität letzten Endes dem klinisch-biologischen Versuch vorbehalten bleiben. Dabei sei daran erinnert, daß die Lichtstärke der Quarzlampen keine konstante ist und im Gebrauche in der Wirkung allmählich nachläßt. Im Quarzbrenner bildet sich mit zunehmender Brenndauer ein Quecksilberbeschlag, der den geschlossenen Durchtritt der Strahlen verhindert. Aus diesem Grunde wird der Lampe eine Anweisung mitgegeben, die über die Wirkungsweise der Lampe nach einer bestimmten Brennzeit orientiert.

Für eine qualitative Strahlenbestimmung liegt in der Praxis kein Bedürfnis vor, da das der Lampe beigefügte Spektrum uns ausreichende Kenntnis über die Strahlensorten der betreffenden Lichtquelle vermittelt.

D. Praktische Winke für die Bestrahlung.

Nochmals sei betont, daß bei jeder Bestrahlung, abgesehen von der Art der Dermatose, auf folgende Einzelheiten zu achten ist:

1. Äußere Momente (Jahreszeit, Temperatur),
2. Hautfarbe,
3. Geschlecht und Alter (die kindliche Haut ist etwa doppelt empfindlich),
4. regionäre Empfindlichkeit der Hautstelle.

Über die regionäre Schwankung der Lichtempfindlichkeit soll in groben Zügen nachstehendes Schema unterrichten:

Quarzlichtempfindlichkeitstabelle:

Rücken, Brust, Beugeseiten der Extremitäten	100 vH
Hals, Streckseiten der Extremitäten	75 vH
Gesicht, Scrotum, Analgegend	50 vH
Hände	unter 50 vH
Behaarter kurzgeschnittener Kopf	ca. 20 vH

Naturgemäß haften dieser Empfindlichkeitsskala wie jedem Schema Mängel an. So wird beispielsweise im Hochsommer bei stark dunkel pigmentierten Individuen die Empfindlichkeit des Gesichtes gegenüber ultraviolettem Licht noch geringer als 50 vH sein, und es muß wohl nicht betont werden, daß der haarlose Kopf, wie bei der Alopecia areata, wesentlich empfindlicher ist, als in unserer Tabelle vermerkt.

Bei jeder Lichtbehandlung ist für einen ausreichenden Lichtschutz Sorge zu tragen, in erster Linie für die Augen, sowohl für den Patienten als das Bedienungspersonal, da bekanntlich die kurzwelligen Ultraviolettstrahlen einen außerordentlichen Reiz auf die Conjunctiven auszuüben vermögen. Dies kann durch gutsitzende Brille oder Wattebausch und dunkle Binde zweckentsprechend erreicht werden. Daneben hat sich der Lichtschutz auf die Umgebung der zu bestrahlenden Hautpartie zu erstrecken; bestrahlen wir beispielsweise einen derben psoriatischen Plaque und decken die Umgebung ungenügend ab, werden wir eine höchst unerwünschte kräftige Lichtreaktion im Gesunden erleben, während der Psoriasisherd sich kaum gerührt zu haben scheint. Man wird daher gut daran tun, die Umgebung des Bestrahlungsfeldes einwandfrei durch schwarzes Papier, Tücher, oder kleinere Stellen durch Lichtschutzsalbe, der Einwirkung der Strahlen zu entziehen. Ganz besonders gilt dies für die Bach-Lampe, wenn man mit ihr Kleinfeldbestrahlungen vornehmen will.

Wir haben ferner schon kurz darauf hingewiesen, daß der Abstand der Lichtquelle von dem Bestrahlungsfeld bedeutsamen Einfluß auf die Wirkung der Strahlen ausübt. Wir wissen, daß das Licht im Quadrate der Entfernung abnimmt, wollen wir demnach eine mit ca. 50 cm Bach-Lampe vorgenommene Bestrahlung steigern, so können wir das einmal durch Verlängerung der Bestrahlungszeit, dann aber auch dadurch, daß wir mit der

Lampe näher auf 40 und 30 cm herangehen. Doch sei empfohlen, bis zur völligen Vertrautheit mit seiner Lampe, den Abstand konstant zu lassen und mit der Belichtungszeit zu variieren. Ein näherer Abstand als 30 cm wird auch bei kurzen Bestrahlungen wegen der Wärmeentwicklung kaum anzuwenden sein.

Die Kromayer-Lampe wird für Oberflächenbestrahlung im Abstande von 10 cm belassen, dabei ist stets auf Wasserkühlung zu achten!

Wert ist auch der Lagerung beizumessen, sowie der Einstellung; man vergewissere sich stets, ob auch die gewünschten Stellen das volle Licht bekommen, daß nicht einzelne prominentere Stellen, wie Schultern, der Lampe zu nahe, unter zu steilem Winkeleinfall sind, während andere Partien unter zu schrägem Winkeleinfall liegen und dadurch nur hundertteilig Strahlen erhalten.

Lassen sich bei einem Individuum nur mit Mühe 2 Hautstellen in einer Belichtung erledigen, so bestrahle man besser getrennt, lasse aber zur Vermeidung des Anlaufstromes die Lampe brennen.

Strahlenschäden. Das Quarzlicht ist ein differentes Mittel, das nicht in die Hand des Laien gegeben werden darf. Selbst dem Erfahrenen werden auch bei Vertrautheit mit seiner Lampe bisweilen leichtere Schädigungen unterlaufen, so stellen vor allem kräftigere Erstbestrahlungen eine Gefahrenquelle dar. Neben vorübergehenden Kopfschmerzen, Ohrensausen und Mattigkeitsgefühl stehen die Hauterscheinungen im Vordergrund. Man gibt gegen die entzündlichen Erscheinungen Puder oder Umschläge mit 1 vH Resorcin, 3 vH Borwasser und wird eine Restitutio erzielen können, da die Allgemeinbeschwerden durch Aufenthalt in frischer Luft in der Regel schnell zu schwinden pflegen.

III. Klinisch-praktischer Teil.

Therapeutische Richtlinien haben in allen Gebieten der Medizin und besonders der Dermatotherapie etwas Unbiologisches, Gekünsteltes an sich, da Organismus und Medikament 2 Größen sind, die nur der Erfahrene auf einen angemessenen, individuell schwankenden Nenner zu bringen vermag.

In erhöhtem Maße gilt die Warnung vor Schematismus bei der Lichttherapie, da hier — solange wir keine praktisch einwandfreien und gebräuchlichen Meßmethoden besitzen — zunächst die Kenntnis der Lichtquelle erworben werden, und dann die stets variable Komponente der Reaktionsfähigkeit der normalen und pathologisch veränderten Haut des Einzelindividuums Berücksichtigung finden muß.

So begegnet unser Unternehmen, für Dermatosen bestimmte Schemata der Lichtbehandlung zu bringen, von vornherein erheblichen Schwierigkeiten, und es ist unumgänglich, in jedem Einzelfalle die im allgemeinen klinischen Teile gegebenen modifizierenden Gesichtspunkte zu prüfen und auf das Behandlungsschema berücksichtigend zu projizieren. Nur bei einer solchen Auffassung dieses praktischen Leitfadens kann ein unbiologisches Nivellieren vermieden und für die praktische Tätigkeit nützliche Grundlage geschaffen werden.

Für die im praktisch-klinischen Abschnitt gegebenen Daten ist die Lichtstärke einer Lampe gewählt, die eine etwa 30stündige Brenndauer hinter sich hat; frischere Brenner sind als lichtstärker zu bewerten, die angeführten Belichtungszeiten entsprechend zu kürzen. Allein durch die Beachtung dieses Ausgangspunktes sind schädliche Überdosierungen und verschleppende Unterdosierungen, die zur falschen Bewertung und zukünftiger Vernachlässigung der Lichtbehandlung Anlaß geben würden, zu vermeiden.

Ekzem.

Zur Diagnose: Polymorphie der Erscheinungen. Erythem, Papeln, Bläschen, Pusteln, Schuppen, Krusten und Hyper- und Parakeratosen. Charakteristikum: die diffuse Ausbreitung bei oberflächlichem Sitz. Subjektiv meist Jucken.

Allgemeines.

Das Ekzem begegnet, entsprechend seiner absoluten Häufigkeit von allen Dermatosen, in therapeutischer Hinsicht dem größten Interesse, andererseits wird es infolge seiner Variabilität im Ablauf, Beeinflussungs- und Reaktionsfähigkeit als der Prüfstein des dermato-therapeutischen Könnens betrachtet.

Die Wetterwendigkeit und Polymorphie der Dermatose erschwert uns die Festlegung allgemein- und lichttherapeutischer Grundsätze außerordentlich, der Übersichtlichkeit und rascheren Orientierung halber scheint es daher zweckmäßig, zunächst die

Erkrankung hinsichtlich ihrer Erscheinungsformen abzuhandeln und schließlich besonders charakteristische Lokalisationen gesondert herauszugreifen.

Zunächst aber sei allgemein auf die Ekzembehandlung mit Quarzlicht eingegangen.

Es scheint mir, daß das Tempo unserer Zeit auch der Dermatotherapie seinen Stempel aufgedrückt hat. Das heutige hastende Wirtschaftsleben mit erhöhter beruflicher Beanspruchung, daneben gesteigerte Körperkultur und Schönheitssinn haben Salbentopf und ähnliches bei dem Patienten in Mißkredit gebracht. Der Gedanke an die tägliche Zeitversäumnis, das Verschmutzungsgefühl, führt den Ekzematiker der eleganten und deutlich wirksamen Röntgentherapie zu. Warnende Hinweise auf die Gefahr der Summation der Strahlenwirkung werden geringgeachtet, und selbst vor bewußten Täuschungen des Arztes schreckt der Patient bisweilen nicht zurück, um der für ihn so bequemen Röntgenbestrahlung teilhaftig zu werden.

Derartige Gesichtspunkte lassen der gleichfalls erfolgreichen Behandlung des Ekzems mit ultravioletten Strahlen weitgehendste Anwendung wünschen, da sie hier, gewiß etwas zeitraubender, dafür aber unverhältnismäßig gefahrloser, der Röntgentherapie vielleicht äquivalenter zu leisten imstande ist.

In gleicher Weise gilt dies für alle die oberflächlichen Dermatosen, die infolge ihres häufigen Rezidivierens auch gehäufte Behandlungen nach sich ziehen werden und bei denen die Röntgenstrahlen ebensowenig wie das Quarzlicht ein kausales, sondern nur ein symptomatisch wirkendes Mittel darstellen. Endlich wird auch so der Praktiker, der wohl selten ein Röntgengerät, häufig aber eine Quarzlampe besitzt, in der Lage sein, selbst seine Ekzematiker mit moderneren, gewünschten Mitteln zu heilen, mindestens aber durch die hervorragenden juckstillenden Eigenschaften der ultravioletten Strahlen Linderung zu schaffen, imstande sein.

Erscheinungsformen.

Eczema rubrum. Steht die lebhafte Röte im Vordergrunde der Erscheinungen, wird es sich meist um einen frischen und mithin in der Regel reizbaren Prozeß handeln, seine klinische Bewertung daher etwa die einer Dermatitis sein, kräftigere, differente Mittel, besonders in Form von Salben und Pasten (Fett!) können erhebliche Verschlimmerung und Ausbreitung bringen.

Dies ist mit der Grund, warum frische Ekzeme von vielen Autoren von jeglicher Strahlenbehandlung ausgeschlossen werden.

Selbstverständlich wird ein solcher Herd beispielsweise durch eine Erythemdosis eine Exacerbation erheblichen Grades erleiden, andererseits wird man aber die Beobachtung machen können, daß kurze und evtl. noch gefilterte Dosen schnelle Besserungen und Heilungen erzielen lassen und wir möglicherweise auf jede andere, den Patienten belästigende Behandlung verzichten können. Als Ausnahmen sind große frische Ekzemflächen zu erachten; im übrigen wird der Gang der Behandlung etwa folgender sein:

1. Tag Bach-Lampe 50 cm Abstand $^1/_4$ Minute
2. Tag Bach-Lampe 50 cm Abstand $^1/_4$—$^1/_2$ Minute und, tritt kumulative Wirkung nicht ein, weiter vorsichtig steigern.

Zur Unterstützung sind (evtl. auf die Nacht zu beschränkende) Umschläge mit 2—3 vH Borwasserlösung oder 1 vH Resorcin heranzuziehen.

Ist jedoch das Eczema rubrum schon länger in einem Ruhezustand und haben verschiedenartige Medikationen einen nur ungenügenden Erfolg gezeitigt, so vermag bisweilen eine anpackende Reizbehandlung Gutes zu leisten:

50 cm Abstand 2—3 Minuten,

anschließend gleichfalls feuchte Umschläge, Aderlaß, Venenblutinjektionen. Es wird sich ein Aufflammen, möglicherweise mit stärkerem Nässen, einstellen; nachfolgende zarte Bestrahlungen, etwa beginnend

$^1/_4$—$^1/_2$ Minute bei 50 cm Abstand

und evtl. steigern täglich um $^1/_4$ Minute, werden den Reizzustand beheben lassen und mit Abklingen der Lichtentzündung auch das Ekzem zur Abheilung bringen.

Neben den genannten Unterstützungsmitteln empfehlen sich dann vor allem für die Rückbildungszeit Applikationen von Bismuth-Zink-Paste oder schwachprozentige Tumenol-Ammon-Pasten und Schüttelmixturen.

Eczema vesiculosum, Eczema madidans. Hier liegen für die Lichttherapie die Verhältnisse analog denen beim Eczema rubrum.

Auch hier ist zunächst die Feststellung der Irritabilität des Krankheitsherdes von ausschlaggebender Wichtigkeit, um keine Schädigung durch die entzündungserregenden ultravioletten Strahlen aufkommen zu lassen.

Meist werden wir aber aus den resorptionsbeschleunigenden Quarzlichteigenschaften, bei Verwendung minimaler Dosen, deutlichen Vorteil ziehen können und neben dem Abklingen des Prozesses dem Patienten durch Schwinden des Juckreizes weitgehendst Linderung schaffen.

Es soll hier keineswegs der Ultraviolettbehandlung des frischen Ekzems als alleinige Therapie das Wort geredet werden, nur ihre bisweilen außerordentlich vorteilhafte Anwendung neben oder nach anderen Mitteln sei empfohlen. Handeln wir nach den gegebenen Richtlinien, so werden wir bei zarten Reizdosierungen, die nie die Erythemgrenze erreichen dürfen, kaum je in einem Falle deutliche Rückschläge zu gewärtigen haben, sicherlich aber auch nicht, wie bei jedem Ekzemmittel, von Versagern verschont bleiben.

Im übrigen sei auch hier austrocknende Pastenbehandlung am Platze; feuchte Umschläge sind vorauszuschicken, die dem Patienten mehr Linderung als die verbackende Puderbehandlung bringen wird.

Pustulöse Formen reagieren analog den vesiculösen auf Quecksilberdampflicht, beanspruchen jedoch in der Regel etwas erhöhte Dosierungen.

Eczema papulatum. Besonders ansprechende Resultate vermag das Quarzlicht bei den papulösen Ekzemformen zu erzielen.

Kromeyer wies darauf hin, daß sich derartige Fälle bisweilen nach einer einzigen Bestrahlung rückbilden und restlos abheilen. Ist auch der Erfolg nicht immer derartig eklatant, wird doch der Patient durch das schnelle Schwinden des Juckreizes eine Besserung feststellen können.

Die Dosierung hält sich auch hier unter der Rötungsgrenze

etwa Bach-Lampe 50 cm $^3/_4$ Minuten.

Wiederholung der gleichen Dosis nicht vor Ablauf von 5 bis 6 Tagen. Hat man den Eindruck einer erhöhten Reizbarkeit, empfiehlt sich vorsichtigerweise die Verwendung gefilterter Strahlen.

Mittlerweile Applikation einer 2—5 vH Tumenolpaste, Ungt. diachyl. Hebrae. Später steigern der Tumenolkonzentration und Beginn mit 2—5 vH Liqu. carbon. det.-Pasten.

Weit ausgedehntere Verwendung findet das Quecksilberdampflicht bei den subchronen Ekzemgruppen, wo man es nahezu als Röntgenäquivalent ansprechen kann. Die größere Beliebtheit des Quarzlichtes hier resultiert nicht zuletzt aus der geringeren Gefahr, der diese Formen gegenüber akut entzündlichen bei Ultraviolettbehandlung ausgesetzt sind; leichte Überdosierungen, die bei den letzteren zu schwersten Reizzuständen führen, vermögen sich hier weniger desaströs auszuwirken; so hat der Dosierungsspielraum mit dazu beigetragen, bei den chronisch infiltrativen Ekzemen ein dankbares Indikationsgebiet zu schaffen.

Squamöses Ekzem (Crusto-squamöses E.). Psoriatiformes Ekzem. Unter dieser Bezeichnung seien für unsere Zwecke nicht die passagären Endbilder ehemals subakuter Ekzeme, die unter Schuppen- und Krustenbildung abzuheilen im Begriffe sind, verstanden, sondern die Zustände, die für einen längeren Zeitabschnitt als hervorstechendstes Stigma Schuppen aufweisen.

Diese persistenten Formen, die meist auch mit Derbheit und Verdickung, evtl. Chagrinierung der Haut einhergehen, setzen häufig der Therapie erhebliche Schwierigkeiten entgegen.

Bevor wir sie der Lichtwirkung aussetzen, ist stets, um einen die Behandlung verschleppenden Strahlenverlust zu vermeiden, Entfernung der Schuppenlager mit keratolytischen Mitteln vorauszuschicken (acid. salicyl. Ol. Ricin. aa 10 vH in Diachylonsalbe, das gleichzeitig die Haut geschmeidiger macht).

Sodann Applikation einer vollen Erythemdosis (erscheint der Herd stärker irritabel unter Filterwirkung), etwa 50 cm Abstand 2 Minuten.

Die Reaktion wird unter allen Umständen abgewartet; ist sie in der Intensität mäßig, erfolgt nach etwa 4 Tagen Steigerung auf etwa 3—4 Minuten. Lokal mit dem Abklingen der Reaktion Hebrasalbe.

Tritt auf die erste Belichtung Nässen auf, dann feuchte Umschläge und Wiederholung nach 4—5 Tagen mit der gleichen Dosis (oder etwas darunter), die sich dann in der Regel weniger anpackend gestaltet. Es folgen dann in etwa halbwöchentlichen Intervallen vorsichtige Steigerungen (je etwa $^1/_2$ Minute).

Der Sinn einer solchen Quarzlichtbehandlung liegt darin, dem chronisch torpiden Prozeß Aktivität zu verleihen und ihn danach unter Ausnutzen seiner Reaktion zur Abheilung zu bringen. Der Juckreiz schwindet meist mit Auftritt der Lichtreaktion.

Therapeutische Hilfsmittel sind weiterhin: Schwefel, Tumenol, Lenigallol, Liqu. carbon. det. in ansteigender Reihe. Unterstützend weiter Injektionen mit Eigenblut, Terpichin und ähnlichem, eventuell Arsen (innerlich oder als Solarson).

Eczema hyperkeratoticum. Wir wissen, daß die Lichtwirkung sich in der Hauptsache auf die Basalzellschicht konzentriert, finden damit auch eine Erklärung für die epithelisierenden Eigenschaften der ultravioletten Strahlen durch Anregung der Epithelproduktion, wie sie bei der Überhäutung nässender Flächen, besonders aber bei den noch zu besprechenden Ulcerationen zum Ausdruck kommt.

Wollen wir nun ein hyperkeratotisches Ekzem durch Quarzlicht nutzbringend beeinflussen, so hat die Therapie der des Eczema vesiculosum konträr zu sein. Es werden kompakte Weißlichtdosen zur Anwendung kommen müssen, damit die durch die gesetzte Entzündung bewirkte Abstoßung der Hornmassen den Nachschubanreiz überwiegt.

Die Stärke der Applikation hat sich nach der Intensität der Hyperkeratose zu richten. Als erste Bestrahlung dürften bei deutlicher Verhornung 4—5 Minuten bei 50 cm Abstand nicht zu hoch gegriffen sein; ist dann die Wirkung noch nicht ausreichend, hat die Wiederholung, gestützt auf die Kenntnis des ersten Reaktionsverlaufes, entsprechend erhöht zu erfolgen.

Mehr als 5 Bestrahlungen mit jeweiliger Dosiserhöhung sind in keinem Falle anzuraten, da bald eine vermehrte Lichtgewöhnung eintritt, man suche demnach spätestens bei der zweiten Sitzung die angemessene Dosierung erreicht zu haben.

Stets ist, da die Lichtbehandlung in diesen Fällen nur eine Unterstützung bedeutet, medikamentöse Therapie mit heranzuziehen (Acid. Salicyl. Ol. Ricini aa. 10 vH in Ungt. Hebrae mit wasserdichtem Stoff, oder bei umschriebenen Stellen 10 vH Salicylseifenguttaplast. Bisweilen wird eine Röntgenbehandlung nicht ganz zu umgehen sein.

Lokalisationstypen des Ekzems.

Die regionäre Eigenart der Haut schafft wiederkehrende Ekzemtypen, die eine gesonderte Besprechung beanspruchen können.

Ekzem in der Umgebung von Mund und Nase. Fahnden nach der Ursache, Rhinitis Odol usw. Eine in Frage kommende Lichtbehandlung geschieht nach den Grundsätzen ihrer jeweiligen Efflorescenzen, doch lassen sie sich schon in der Regel durch Beseitigung der Ursache, Hebrasalbe, Ungt. leniens und nicht zuletzt Ichthyolpräparate, zur Abheilung bringen, ohne von dem Quarzlicht Gebrauch machen zu müssen.

Das Ekzem des Ohres reagiert gut auf ultraviolette Strahlen, doch ist bei nässenden Formen zunächst die Beseitigung durch feuchte Umschläge, dann schwachhundertteilige Tumenol- und Lenigallolpasten zu versuchen.

Wird die Lichtbehandlung herangezogen, so dürfen die Einzeldosen die für die betreffende Erscheinungsform gegebenen Daten etwas übersteigen (etwa $^1/_3$ höher), da die Lichtempfindlichkeit der Ohrhaut unter dem Standardwert der übrigen Haut zu liegen pflegt. Erzielt die Quarzlichtbehandlung in wenigen Sitzungen keinen deutlichen Erfolg, erinnere man sich der gerade bei diesen Lokalisationen besonders wirksamen Röntgenbehandlung.

Handekzeme. Bestrahlungstechnisch sind Handrücken und Handflächen verschiedenartig zu bewerten. Pigmentgehalt des Dorsums und Stärke der Verhornung der Vola manus beeindrücken den jeweiligen Erythemwert. Beide gemeinsam bedingen aber stärkere Applikationen im Verhältnis zu ihrem Efflorescenztyp, da sie geringer lichtempfindlich als die gegebenen durchschnittlichen Werte sind. So wird man beispielsweise bei einem nässenden Handekzem bis zu 1 Minute belichten dürfen, ohne es der Gefahr einer wesentlichen Exacerbation auszusetzen.

Daneben zunächst feuchte Umschläge, Schwefelpaste, später Tumenol als Paste und Arninghsche Pinselung, sowie schließlich Liqu. carbon. det.-Paste.

Bei trockenen schuppenden Handekzemen wird der Beginn mit 4 Minuten, wenn eine Reizbehandlung einsetzen soll, kaum zu hoch gegriffen sein.

Sonst therapeutisch 5—10 vH Salicyl-diachylonsalbe, Liqu. carbon. det., Anthrasol usw.

Das hyperkeratotische Ekzem der Hände verlangt kräftige Dosen, vorsichtiges Vorgehen kann einen dem gewünschten Effekt entgegengesetzten zur Folge haben; sollte im Einzelfalle der Beginn mit 5 Minuten 50 cm Abstand eine zu heftige Reaktion nach sich ziehen (selten), kann man ja von weiteren Belichtungen absehen und sich auf antiphlogistische Medikation zunächst beschränken.

Anschließend 10 vH Salicyl-Diachylonsalbe, Salicylseifenpflaster, nach der kräftigen Schälung Massage mit 5 vH Salicylvaseline.

Intertriginöse Ekzeme zwischen Fingern und Zehen reagieren meist so gut und schnell auf ARNINGHsche Pinselung, daß für eine andere Therapie nur wenig Bedürfnis bestehen wird; überraschend gute Resultate werden aber bei Ekzemen unter der Mamma (auch andere Mammaekzeme) durch kurze Belichtungen mit der Quarzlampe erzielt. Diese Formen klingen bisweilen nach 2 bis 3 Bestrahlungen und feuchten Verbänden restlos ab.

Anal- und Scrotalekzeme (Vulvaekzeme). Infolge ihrer Chronizität, schlechten Beeinflussungsmöglichkeit, Rezidivneigung und des meist außerordentlich starken Juckens gehören sie vom allgemein-therapeutischen Gesichtspunkt aus zu den unangenehmsten Ekzemformen; besonders das Hodenekzem, das so häufig Chagrinierung zeigt, ist außerordentlich hartnäckig. In diesen Fällen erweist sich die Quarzlichtbehandlung als besonders dankbar, kräftige Reizbehandlung bringt nicht nur in der Regel mit der ersten Belichtung das Schwinden des Juckreizes, auch schmerzhafte Rhagaden heilen ab. Es muß unser Bestreben sein, diese torpiden Formen mittels der Strahlen in aktivere umzuwandeln und sie dabei zum Abklingen zu bringen.

Schematisch wird man die Behandlung mit 50 cm Abstand und einer Belichtungszeit von 2—3 Minuten und dann in möglichst kurzen Intervallen 5—6 Bestrahlungen unter jeweiliger Steigerung von etwa 1 Minute ausführen. Mittlerweile feuchte Umschläge oder Puderbehandlung.

Nach Absetzen der Strahlenbehandlung bald Tumenol- und Lenigallolcreme einreiben!

Die so gewonnenen Resultate stehen in keiner Weise denen der Röntgentherapie nach, haben vor dieser aber den Vorzug, daß sie bei Bedarf beliebig oft wiederholt werden können.

Unterschenkelekzeme erfahren, da sie meist auf Zirkulationsstörungen beruhen, Vorläufer der Ulcera cruris, günstige Beeinflussung durch die den Blutumlauf anregenden ultravioletten Strahlen; die verminderte Lichtempfindlichkeit gestattet höhere

Dosen als gemeinhin für die Erscheinungsform angegeben. Eine Abdeckung ist im Hinblick auf den Sinn der Bestrahlung nicht am Platze. Eine Kontraindikation besteht für die ausgesprochen reizbaren Formen, die zunächst feuchte Behandlung erheischen.

Variationen des Ekzems.

Eczema seborrhoicum. Zur Diagnose: Seborrhöe des Kopfes; rötlich-gelbliche scharfumschriebene Flecken mit leichter Randschuppung, bisweilen durch zentrale Abheilung ringförmig. Sitz: behaarter Kopf, Stirne, Schweißrinnen an Brust und Rücken, Achselhöhlen, Gelenkbeugen; fettiger Glanz der Haut.

Differentialdiagnose: Pityriasis rosea, Psoriasis (s. dasselbe).

Die Einwirkung des Quarzlichtes bei Seborrhöe ist eine rein symptomatische, zur kausalen Therapie ist die Applikation von Schwefel stets geboten. Trotzdem wird von den ultravioletten Strahlen bisweilen vorteilhaft Gebrauch zu machen sein, und da die seborrhöischen Ekzeme meist weniger irritabel sind, können recht ansehnliche Dosen zur Anwendung kommen. Auszuschließen von der Quecksilberdampflichtbehandlung sind frische Körpereruptionen, da hier die Gefahr der Reizung die Besserungsaussichten durch Quarzlichtverwendung überwiegt.

Man gebe etwa 50 cm Abstand 2 Minuten Bach-Lampe auf nicht zu große Bezirke; die Frage der Filterung ist von dem Zustand der Haut abhängig zu machen. So wird man nach 2—3 desquamierenden Sitzungen die Strahlenbehandlung abbrechen können und verordnet Sulfoformspiritus oder 5—10 vH Schwefeleucerin, vorzüglich mit je 1—2 vH Salicyl und Resorcin kombiniert. In jedem Falle ist auf die Behandlung des Kopfes gesteigerter Wert zu legen.

Nähere Daten hierfür werden im Kapitel Haarkrankheiten gegeben werden.

Weiterhin zu empfehlen die Verwendung überfetteter Seifen; neben Schwefel-Lenigallolsalben, bei frischen ausgedehnten Formen sind zunächst feuchte Umschläge ratsam.

Eczema impetiginosum. Zur Diagnose: Aufpfropfung einer Infektion auf ein Ekzem oder eine Impetigo bei einem Ekzematiker.

Die Behandlung, wie sie auch sei, hat zunächst auf den Reizzustand zu achten. Macht die Dermatose einen irritablen Eindruck, ist Quarzlicht kontraindiziert, da sonst in dem durch die Belichtung stärker durchbluteten, serös durchtränkten Gewebe sich eine progrediente Impetiginisierung etablieren kann. Hier sind antiphlogistische Umschläge vorerst angezeigt.

Bei ruhenderen Formen werden 1—2 mal zu applizierende Erythemdosen empfohlen. Im allgemeinen wird man aber die Impetigokomponente sicherer durch Schwefelpasten usw. beseitigen können. Das dann noch restierende Ekzem kann dann nach der Art seiner Erscheinungsform gelegentlich einer Strahlenbehandlung zugeführt werden.

Gesonderte Besprechung vom Ekzemvariationen beanspruchen noch der Lichen chron. Vidal und die Kinderekzeme.

Lichen chronic. Vidal, Neurodermitis. Zur Diagnose: Sitz: vorwiegend Nacken, Gelenkbeugen. Wenig scharfe Begrenzung, Verdickung und grobe Felderung (Chagrinierung) der Haut. Nässen usw. erfolgt erst seltner sekundär durch Kratzen, sonst nur mäßige Schuppung. Subjektiv quälendes Jucken.

Naturgemäß hat hier die Quarzlichtbehandlung allein wegen des Juckens ein Betätigungsfeld, dann aber vermag sie gerade bei der Neurodermitis der Röntgenbehandlung Ebenbürtiges zu erreichen.

Die Behandlung muß zunächst ausgesprochen irritierend sein.

Empfehlenswert ist als mittlerer Wert: Bach-Lampe 50 cm Abstand 3 Minuten (Abdeckung!).

Trotz der relativ hohen Gabe wird in der Regel nur eine mäßige Reaktion erfolgen mit leichtem Brennen, das den Patienten, der beinahe schlagartig seinen quälenden Juckreiz verloren hat, nur geringfügig belästigt. Ist das Erythem und das Brennen heftig, dann feuchte Umschläge.

Wiederholung mit jeweils mindestens 1 Minute Steigerung etwa alle 3 Tage; sehr bald wird sich eine schmutzig-bräunliche Pigmentierung einstellen, die entsprechnde Dosissteigerung fordert.

Mit 6—8 Bestrahlungen wird man bei gleichzeitiger Anwendung von Teer (Pittylen), der meist ausgezeichnet vertragen wird, ein vollständiges Verschwinden des Prozesses feststellen können; bei Übergang in den behaarten Kopf sind entsprechend der geringeren Strahlenwirksamkeit (Haare als Strahlenfänger) erhöhte Dosen bei möglichster Freilegung des Herdes zu applizieren.

Stets ist bei der Neurodermitis auf den Verdauungstraktus zu achten. Lange fortgesetzte Gaben von Acid. hydrochlor. 2 mal 5 Tropfen täglich scheinen empfehlenswert.

Selbstredend ist auch das Quarzlicht, wie jede andere Therapie, nicht in der Lage, mit Sicherheit Rezidive zu verhüten.

Ekzeme der Kinder. Entsprechend der größeren Reizbarkeit der kindlichen Haut ist auch bei Verwendung der ultravioletten Strahlen Vorsicht geboten.

Frische entzündliche Formen bleiben besser von jeder Lichttherapie ausgeschlossen, da wir hier die zur Verwendung kommende Dosis gar nicht gering genug bemessen können.

Bei älteren squamösen usw. Ekzemen kann das Quecksilberdampflicht nach den allgemeinen bei der Besprechung der Erscheinungsformen niedergelegten Grundsätzen herangezogen werden; stets jedoch ist die dort verzeichnete Dosis mit Rücksicht auf die doppelte Lichtempfindlichkeit der kindlichen Haut etwa zu halbieren.

Hervorragenden Anteil wird die Lichtbehandlung an der Ekzembekämpfung beim Kinde (außer vielleicht auf skrofulöser Grundlage) nicht haben; es spielen hier aber auch nicht die Gesichtspunkte herein, die beim berufstätigen Menschen die Lichtbehandlung begrüßen lassen.

Fassen wir die Quarzlichtbehandlung des Ekzems zusammen, so können wir die Feststellung machen, daß diese Methode Gutes zu leisten imstande ist, ja bisweilen jede andere Therapie vermissen läßt.

Stets aber seien wir eingedenk, daß das Ekzem eine leicht irritable Dermatose darstellt, und das ultraviolette Licht kein indifferentes Mittel, beide vereint keinen Schematismus zulassen, sondern genaue Prüfung und Beurteilung des Einzelfalles fordern.

Auf das gestreifte skrofulöse Ekzem wird kurz bei der Tuberkulose, auf die Seborrhöe des Kopfes und seine Behandlung im Kapitel Haarkrankheiten einzugehen sein.

Der Ekzembesprechung sei der klinischen Beziehungen halber die Dermatitis angegliedert.

Dermatitiden sind meist akut einsetzende Antworten der Haut auf eine Noxe, die den Organismus allgemein oder lokal trifft, ihn stets oder auf Grund einer besonderen Überempfindlichkeit zur Hautreaktion bringt.

Daraus leitet sich der therapeutische Grundsatz ab, zunächst das schädigende Moment zu entfernen, und das spontane Abklingen der Dermatitis wird sich einstellen, es sei denn, daß der

Reiz bereits zu irreversiblen anatomischen Veränderungen geführt (Röntgendermatitis!) oder durch die Dauer der Einwirkung ein Zustandsbild geschaffen hat, das klinisch einem Ekzem gleichwertig zu erachten ist.

Bei diesen — wie wir sie für unsere Betrachtungszwecke nennen wollen — chronischen Dermatitiden allein ist die Quarzlichtbehandlung anwendungsberechtigt.

Ihre Dosierung geschieht bei Ekzemimitation nach dem dort für die jeweilige Erscheinungsform festgelegten Schema, vorsichtigerweise aber noch etwas reduziert, da diese Fälle erfahrungsgemäß ganz besonders zu Reizzuständen neigen.

Die Röntgendermatitis und die chronische Radiodermie erfährt ihre strahlentechnische Beurteilung bei den Röntgenulcera.

Andere Dermatitiden werden, abgesehen von der Kontraindikation für Strahlen, bei Erkenntnis und Beseitigung der Schädigung, Applikation feuchter Umschläge oder Puderbehandlung (letztere nicht bei Nässen) nicht den Wunsch nach einer anderen Medikation aufkeimen lassen.

Psoriasis vulgaris.

Zur Diagnose: Umschriebene, rote Papeln oder Plaques, trocken mit silbriger Schuppung (punktförmige Blutung nach Abblättern der Schuppe), Prädilektionstellen: Streckseiten, besonders Knie und Ellenbogen, behaarter Kopf, Kreuzbeingegend.

Differentialdiagnose: Papulo-squamös. Syphilid (bräunlicher Farbton, Beugeseiten gleichmäßig befallen, WaR) — Seborrhöisches Ekzem (Lokalisation: Kopf, Schweißrinnen an Brust und Rücken, Gelenkbeugen, bisweilen etwas nässend).

Die Psoriasis zeichnet sich bekanntlich durch ihr häufiges Rezidivieren aus. Infolgedessen wird sich die äußere Therapie (siehe unten), bei stets erneuter Anwendungsnotwendigkeit, nur selten größerer Beliebtheit bei dem Psoriatiker erfreuen, zumal das Gefühl der Unreinlichkeit, Verschmutzung ihn vor Wiederholungen der Salbenkur bei häuslicher Pflege abhalten wird.

Neben den genannten Gesichtspunkten hygienischer und vor allem psychischer Natur, die sich bisweilen zu ernsteren Depressionszuständen steigern, bei Verheirateten zu Trübungen des Ehegleichgewichtes führen können, spielen besonders auch wirtschaftliche Momente eine gewichtige Rolle. Der pekuniär besser gestellte, feinfühlige Psoriatiker wird keine Chrysarobinkur zu

Hause mit Benutzung nur zweier mißfarbiger Bettücher ausführen wollen und bei gleichzeitiger Berufstätigkeit dem exakten Einbinden der gesalbten Krankheitsherde nicht die nötige Aufmerksamkeit zuwenden, somit einen ihn erheblich belastenden Konsum an Leibwäsche haben.

Andererseits wird klinische Pflege (Kosten!) in Anbetracht der geringen subjektiven Erscheinungen bei Psoriasis und damit verbundener fehlender Notwendigkeit der Berufskarenz, nur selten die Zustimmung des Patienten finden.

So war es natürlich, daß die wirksame Röntgentherapie als den Bedürfnissen des Psoriatikers entsprechend gern herangezogen wurde.

Bei der Besprechung des Ekzems hatten wir auf die in der Beröntgenung rezidivierender Erkrankungen liegende Gefahr der Strahlensummation und Spätschädigung hingewiesen, das gleiche gilt sinngemäß für die Psoriasis, da auch hier der Patient in der Wiederanwendung der Röntgenstrahlen häufig der treibende Teil sein wird.

Die Würdigung dieser Gründe muß dazu beitragen, der Quarzlichtanwendung in der ambulanten Praxis den Vorrang zuzuerkennen.

Gewiß sind nicht alle Patienten mit Psoriasis ohne Unterschied der Einwirkung der ultravioletten Strahlen auszusetzen; von vornherein sind alle die Fälle auszuschließen, in denen es sich um eine akute Aussaat handelt oder sich zu bereits bestehenden alten psoriatischen Herden ein, wenn auch nur kleiner, neuer Nachschub hinzugesellt. Es besteht hier mithin eine gewisse Parallele mit der Arsenmedikation. In den genannten Fällen erlebt man nicht selten auf eine vorgenommene Lichtbehandlung erhebliche Exacerbationen, die sich zu lange persistierenden, schwer beeinflußbaren Erythrodermien steigern können.

Dagegen leistet das ultraviolette Licht Vorzügliches bei allen älteren Herden, sowohl bei isolierten Plaques als auch bei exanthemartiger Verteilung.

Vor jeder Ultraviolettbehandlung der Psoriasis ist, um keine bedeutende Verzögerung zu erfahren, die Vorbehandlung der Herde durch keratolytische Mittel (10 vH Salicylvaseline, Seifenbäder) vorzunehmen, damit die Schuppenlager nicht die Wirkung als Strahlenfänger beeinträchtigen.

Die Bestrahlung sei stark und reizend.

Mehrfache kräftige Erythemdosen mindestens zweimal in der Woche, daneben, bei nicht zu übermäßiger Reaktion, Einreiben einer Creme (2 vH Resorcin, 3 vH Salicyl, 10 vH Schwefel), werden schnell ein ebenes Hautniveau und Abblassen des Herdes zur Folge haben.

Der Gang der Behandlung bei isoliert stehenden Herden würde sich demnach etwa folgendermaßen gestalten:

1. Tag	BACH-Sonne,	Weißlicht	50 cm	Abstand	3 Minuten
4. Tag	,,	,,	50 cm	,,	$4^1/_2-5^1/_2$ Min.
7–8. Tag	,,	,,	50 cm	,,	6–8 Min.
12. Tag	entsprechend weiter steigern.				

Nach etwa 5—6 Bestrahlungen läßt man die Gesamtreaktion abklingen, sollte der Herd noch nicht geschwunden sein, beginne man den Turnus von neuem mit erhöhten Dosen etwa:

50 cm Abstand 5 Minuten und steigern.

Daneben kann bei alten derben Herden in Kombination mit der Lokalbestrahlung Kompressionsbehandlung mit der KROMAYER-Lampe (gleichfalls Weißlicht) Verwendung finden.

Geringfügige Einzelherde bleiben besser von jeglicher Therapie verschont.

Handelt es sich um ein nicht zu frisches, bereits in einem gewissen Ruhezustand befindliches psoriatisches Exanthem, so wäre das Behandlungsschema etwa folgendes:

1. Tag	BACH-Lampe	50 cm	3 Minuten	Vorderseite
2. Tag	,,	50 cm	3 ,,	Rückseite
3. Tag	,,	50 cm	3 ,,	rechte Seite
4. Tag	,,	50 cm	3 ,,	linke Seite
5. Tag	,,	50 cm	$4^1/_2-5$ Minuten	Vorderseite usw.

Dabei ist stets auf im Strahlenbereiche liegende, bereits in Reaktion befindliche Hautstellen zu achten; sie sind nötigenfalls im Verlaufe der erneuten Bestrahlung abzudecken.

Bei größeren Patienten wird ein Abstand von 50 cm nur eine sehr ungleichmäßige Belichtung zulassen; man wähle daher günstiger einen Abstand von 1 m, beachte aber, daß die Strahlenwirkung im Quadrate der Entfernung abnimmt, also recht zeitraubende Sitzungen nötig werden.

Ist die nach der Bestrahlung auftretende Reaktion zu kräftig, so daß sie dem Patienten durch das Brennen der Haut erheblich stört, läßt sie sich durch nachfolgende Puderbehandlung schnell auf ein erträgliches Maß zurückschrauben. Die folgende Abschilferung wird der an die Unbehaglichkeiten der Salbenbehandlung gewöhnte Patient geringachten.

Die Behandlung der Psoriasis des behaarten Kopfes kann in analoger Weise vorgenommen werden; meist werden aber besonders beim Manne die unauffälligen und wenig störenden Einreibungen mit weißer Präcipitatsalbe genügen.

Die Dauer der Lichtbehandlung der Psoriasis ist ungefähr die gleiche, eher kürzer, als bei Salbenapplikation und, da die Rezidivmöglichkeiten keineswegs schlechtere sind als bei Chrysarobin, muß die Ultraviolettbehandlung in Berücksichtigung ihrer Sauberkeit den Vorzug verdienen und gleichermaßen, mit Ausnahme bei Nagelpsoriasis, die Röntgentherapie vermissen lassen.

Sonstige Therapie: 1–2 vH Chrysarobinpaste, Teer-, DREUWsche Salbe. Chrysarobin-Traumaticin oder -Pflaster. Innerlich: Arsen.

Für die **Parapsoriasis** gilt grundsätzlich bezüglich der Strahlenbehandlung das gleiche wie bei der Psoriasis, nur wird man mit geringeren Dosen auskommen können.

Die pruriginösen Hauterkrankungen.

Bei der Besprechung der Ekzembehandlung haben wir bereits auf die juckstillenden Eigenschaften der ultravioletten Strahlen hingewiesen, so beispielsweise beim Scrotalekzem, bei dessen therapeutischer Beeinflussung das Quarzlicht kaum von einem anderen Therapeuticum im Beseitigen des Juckreizes übertroffen wird. Diese uns empirisch bekannte Wirkung können wir bei der Behandlung der pruriginösen Hauterkrankungen vorteilhaft ausnutzen.

1. **Prurigo (Hebra).** Zur Diagnose: Chronisch verlaufende Erkrankung von Kindheit an. Blaßrote kleine Knötchen, vorwiegend an den Streckseiten der Extremitäten mit charakteristischen Drüsen; lederartige Haut und Kombination mit Ekzem. Abklingen mit Pigmentation und Narben (Residuen der sekundären Pyodermien).

Differentialdiagnose: Scabies (bevorzugt die Beugeseiten).

Eine endgültige Heilung gelingt nicht, doch können wir die Erscheinungen vorübergehend zum Schwinden bringen, u. a. auch durch Quarzlichtbestrahlungen, die vor allem den Vorteil der juckstillenden Wirkung haben. Man bestrahlt in 1 m Entfernung

5 Minuten mit der BACH-Lampe, bei stärkerer Ekzempfropfung günstiger unter Filterverwendung, steigert vorsichtig in mehreren Sitzungen in zweitägigen Intervallen bis zur Erythembildung. Ist das Erythem erzielt, tritt eine mehrtägige Pause ein, darauf Wiederholung des Turnus mit etwas erhöhten Dosen.

Auch die übrigeTherapie wird in der Beeinflussung des Juckens ihre vornehmste Aufgabe erblicken müssen. Schüttelmixturen mit Tumenol-Ammon, kleinen Dosen Liqu. carbon. deterg. und andere Antipruriginosa, Schwefelbäder, Regelung der Ernährung, Gemüse, Kalkzufuhr, Eigenblutinjektionen usw., eventuell Organotherapie. Bei Kombination mit Ekzem s. daselbst.

2. Pruritus. Zur Diagnose: Sensibilitätsneurose der Haut. Objektiv Kratzeffekte, Politur der Fingernägel, sekundär: Pyodermien, Lichenifikation und Ekzematisation.

Differentialdiagnose: Tierische Parasiten, Scabies (Prädilektionsstellen).

„Die Lichttherapie bringt mitunter dauernde Beseitigung des Pruritus“ (BETTMANN).

Das Behandlungsschema ohne Rücksicht auf den jeweiligen Zustand der Haut, der naturgemäß Modifikationen notwendig machen kann (Ekzematisation), ist etwa folgendes:

50 cm Abstand BACH-Lampe $1^1/_2$ Minuten.

Jeden dritten Tag erneute Belichtung unter Steigerung der Dosis um jeweils $^1/_2$ Minute. Tritt eine Erythembildung auf, so ist die Dosis nur geringfügig zu steigern, bei Pigmentbildung Abbrechen des Bestrahlungszyklus; nach einer Pause von 6 bis 8 Tagen bedarfsweise Wiederholung des Turnus mit geringfügig erhöhten Dosen.

Mit der KROMAYER-Lampe in 10 cm Abstand analoge Behandlung.

Besonders gute Resultate erhält man mit der Quarzlichtbehandlung beim Pruritus Vulvae et ani. Die Anordnung bleibt die gleiche wie beim universellen Pruritus, lediglich die zu applizierenden Strahlenmengen sind höher einzusetzen (Beginn mit etwa $2^1/_2$ Minuten).

Neben der Lichtbehandlung ist selbstverständlich eingehendst auf die Ursache der Sensibilitätsneurose zu fahnden (Diabetes, psychische Ursachen), im übrigen symptomatisch wirksame Mittel zu versuchen: Diätvorschriften, Regelung der Verdauung; äußerlich: spirituöse Abtupfungen, Menthol-Eucerin, Tumenol und andere juckstillende Mittel in Schüttelmixturen, eventuell bei Versagen der Quarzlichtbehandlung fraktionierte Röntgenbestrahlungen. Innerlich: Brom, Atropin 0,0005.

3. Lichen ruber planus. Zur Diagnose: Aussaat flacher, polygonaler, wächserner, zentral gedellter, blaßrötlicher-bräunlicher Knötchen mit feinen Schüppchen. Sitz: Beugeseiten der Extremitäten, Genitale, Mundschleimhaut.

Differentialdiagnose: Lues II. Psoriasis.

Lichttherapeutisch kommen ähnliche Dosierungen wie bei dem Pruritus in Frage, da die Strahlenbehandlung nicht auf die Erkrankung, sondern lediglich auf den, bei ihr meist sehr starken Juckreiz symptomatisch einwirkt. Infolgedessen ist die Lichtwirkung vorwiegend im Anfange der Behandlung am Platze, wenn die erst begonnene Arsenmedikation sich auf die subjektiven Erscheinungen noch in ungenügender Weise auswirkt.

Therapie: Arsen wirkt als Specificum (asiatische Pillen oder FOWLERsche Lösung. Lokal: Menthol-Carbolspiritus, Schüttelmixturen mit Menthol, Tumenol, Liquor carbon. deterg.; Alkoholverbot, reizlose Kost; bei Hyperkeratosen: 10 vH Salicylseifenguttaplast.

4. Dermatitis herpetiformis (DUHRING). Zur Diagnose: Schubweise auftretende Affektion von weitgehendster Polymorphie. Erythemflecken, Quaddeln mit Bläschen, Pusteln, bisweilen Knoten. Häufig symmetrisch und in herpesähnlicher Gruppierung.

Differentialdiagnose: Pemphigus (nicht polymorph) Erythema exsudat. multif. (Irisformen, schnellerer Ablauf auf Jahreszeiten beschränkt).

In der Regel reagiert die Dermatitis Duhring auf die Anwendung des Quarzlichtes günstig, mindestens ist ein erheblicher Rückgang des Juckreizes zu erreichen. Die allein mit ultravioletten Strahlen erzielten Dauerheilungen, von denen berichtet wird, dürften weniger auf die Lichttherapie, als mit dem irregulären Ablauf der Dermatose in Zusammenhang stehend aufgefaßt werden.

Jedenfalls ist ein Versuch mit milden Reizbestrahlungen in jedem resistenteren Falle angezeigt: 50 cm Abstand, Beginn mit 1 Minute und steigern täglich um $^1/_2$ Minute. Bei zu befürchtender Irritation Verwendung gefilterter Strahlen.

Sonstige Behandlung: Aderlässe, gehäuft in kleineren Quantitäten, Venenblutinjektionen, Calcium innerlich, parenterale Eiweißtherapie, eventuell Organotherapie Diät. Äußerlich: Antipruriginosa.

5. Urticaria. Zur Diagnose: Charakteristische Quaddel.

Wenn auch dem Quarzlicht wirksame antipruriginöse Eigenschaften anhaften, empfiehlt sich doch keineswegs seine Verwendung bei der Behandlung der Urticaria, denn bei Häuten mit derartig labilem Gefäßsystem können leicht, selbst nach geringen Dosen, schwere Lichtüberempfindlichkeitsreaktionen eintreten.

Therapie, wenn möglich ätiologisch eingestellt. Symptomatisch: Diät, spirituöse Abtupfungen, Venenblutinjektionen, Regelung der Verdauung usw.

Bullöse Dermatosen.

Wir haben festgestellt, daß beim Eczema vesiculosum und bei der Dermatitis herpetiformis Gutes mit dem Quarzlicht zu erzielen ist. Naheliegend ist es dann, auch andere, rein blasige Hauterkrankungen, lichttherapeutisch anzugehen.

Pemphigus vulgaris. Zur Diagnose: Chronisch nur blasenbildende Dermatose von beliebiger Verteilung, häufige Beteiligung der Schleimhäute.

Beim chronischen Pemphigus wurden alle inneren und äußeren therapeutischen Möglichkeiten erschöpfend angewendet, ohne die ernste Prognose wesentlich zu beeinflussen. In einer Anzahl Fälle wurde auch von dem Quarzlicht Gebrauch gemacht, und dieses hat sich offenbar mit seinen resorbierenden und epithelisierenden Wirkungen nicht schlechter bewährt als andere Mittel. Vorbedingung zu einer günstig symptomatischen Wirkung ist die Verwendung kleiner Blaulichtdosen, die auch bei Steigerung nie die Erythemgrenze erreichen dürfen.

Dyshidrosis, Cheiropompholyx. Zur Diagnose: Bläschen an den Händen besonders an den Fingern (Sommer!). Entstehung unter Jucken.

Bei der ausgebildeten Dyshidrosis leistet das Quecksilberdampflicht nichts Überragendes, da sie für die relative Geringfügigkeit des Prozesses zu hohe Dosen mit einschneidender Wirkung benötigen würde. Die übrige Medikation ist vorzuziehen: mechanische Eröffnung mit Bimstein, Hebrasalbe, ARNINGH-Pinselung. Das dyshidrotische Ekzem kann analog seiner Erscheinungsform Lichtbehandlung finden, doch scheint bei ihnen das Jucken durch die Strahlen nicht so erheblich gebessert zu werden als bei anderen vesiculösen Ekzemen.

Bei den übrigen bläschenbildenden Dermatosen (*Herpes simplex*, ZOSTER) wird die Phototherapie kaum herangezogen werden; die *Hydroa vacciniformis* ist selbstredend absolut kontraindiziert und verlangt Lichtschutz.

Die parasitären Hauterkrankungen.

Die Versuche Hertels und Bies haben uns mit den Wirkungen ultravioletten Lichtes auf die niedere Pflanzenwelt bekannt gemacht, und Valdemar Bie, ein Schüler Finsens, wies experimentell die Lichtempfindlichkeit von Hefe- und Schimmelpilzen nach.

Auf Grund dieser experimentellen Arbeiten ist es selbstverständlich, daß man gleicherweise versucht hat, die für den Menschen pathogenen Pilze photochemisch zu beeinflussen. Diese Hoffnung hat sich nicht verwirklicht, der Ultraviolettstrahlenbehandlung konnte keine führende Rolle in der Bekämpfung der Dermatomykosen eingeräumt werden, wenn sie sich auch als unterstützendes Moment gewisse Anerkennung erworben hat.

1. Pityriasis versicolor und Erythrasma.

Beide stellen eigentlich keine Erkrankungen dar, doch wird bisweilen aus kosmetischen Gründen eine Behandlung gefordert werden.

Pityriasis versicolor. Zur Diagnose: Bräunliche bis tiefdunkelbraune schuppende Pilzlager in der Hornschicht, von wechselnder Größe, z. T. konfluierend. Sitz: am bekleideten Körper, besonders Infraclaviculargruben, Sternum, bei stark schwitzenden Individuen, Phtisikern.

Erythrasma. Zur Diagnose: Zart schuppende, runde, gelbliche bis rotbräunliche konfluierende Flecken. Sitz: intertriginöse Hautpartien.

Die Behandlung beider mehr kosmetischen Störungen hat in einer Beseitigung der saprophytären Schmarotzerrasen zu bestehen. Da das Verschwinden der Erscheinungen fast stets nur ein temporäres ist, wird man dem Patienten keine umständliche und unangenehme Therapie (Salbe) empfehlen dürfen; die erwünschte Exfoleation der obersten Hornlager wird einfach durch Seifenspiritusapplikationen oder durch mäßig starke, dicht unterhalb der Erythemdosis liegende Quarzlichtbestrahlung zu erzielen sein.

Dosis etwa 4—5 Minuten, 1 m Abstand, Bach-Lampe, wenn dabei der gewünschte Effekt nicht eintritt, bei Wiederholung steigern.

Eine Filterung ist, da gerade oberflächlich desquamierend gewirkt werden soll, nicht am Platze.

2. Trichophytia superficialis, Herpes tonsurans.

Zur Diagnose: Lebhaft rote, scharf begrenzte runde Scheiben oder konzentrische Ringbildungen, eventuell konfluierend. Am markierten Rande Bläschen oder Schuppen. Pilznachweis am Rande. Subjektiv: Jucken.

Differentialdiagnose: Ekzem (unscharf begrenzt). Serpiginöses Syphilid (Entstehungszeit, dunklere Tönung, Vernarbung, WaR.).

Wir wissen aus den Versuchen Blumenthals, daß die Trichophytiepilze weder in Kulturen, noch an Haaren und Schuppen selbst, durch intensivste Ultraviolettbestrahlung abgetötet werden.

Ebenso erfüllte sich die Hoffnung auf eine Beeinflussung des Substrates (Exfoliation) nur gering, vielmehr beobachtete man häufig sogar bei recht geringen Dosen starke Hautreizungen und schnelle Ausbreitung der Pilzaffektion, vielleicht im Zusammenhange mit der durch die vermehrte Entzündung geschaffenen Gewebsauflockerung, die möglicherweise auch als Ursache der nicht gar so seltenen Umwandlung der oberflächlichen in die tiefe Trichophytieform nach Lichtbehandlung anzusprechen ist.

Nach dem Gesagten wird in der Regel eine Lichttherapie beim Herpes tonsurans höchstens in Frage kommen an Stellen, wo der Patient eine äußere medikamentöse Beeinflussung ungern zuläßt oder schlecht appliziert werden kann (Trichophytien im Gesicht, Mundgegend bei Kindern). Sonst aber wird die medikamentöse Therapie (verdünnte Jodtinktur, 10 vH Chrysarobintraumaticin, 2—5 vH B-Naphthol, 10 vH Schwefelpaste) einen beschleunigten Ablauf der Erkrankung gewährleisten; soll jedoch die Lichtbehandlung etwa aus obengenannten Gründen angewendet werden, so versuche man Exfoliation unter Filterwirkung, beachte bei der Dosierung die doppelte Empfindlichkeit der kindlichen Haut gegenüber Strahlen.

So berichtet auch Blumenthal in seiner Strahlenbehandlung bei Hautkrankheiten Günstiges durch die Verwendung der Uviollampe. Er unterzog die Affektion einer täglichen Bestrahlung bei 1 m Abstand beginnend mit 10 Minuten, täglich steigernd um je 2 Minuten bis zu insgesamt 30 Minuten. Bei der Bestrahlungsdauer von 20 Minuten wurde die Lampe nur noch einen um den anderen Tag angewendet; allein mit dieser Behandlung konnte er Heilungen erzielen.

Mehr Berechtigung hat die Quarzlichtbehandlung bei der

3. Trichophytia profunda, Kerion Celsi.

Zur Diagnose: Bei Kindern auf dem Kopfe, bei Männern vorwietend Bartgegend. Zunächst oberflächliche Trichophytie, dann eitrige Follikulitis, Konfluenz der Infiltrate zu geschwulstartigen Bildungen. Pilznachweis am epilierten Haar. Trichophytide am Körper.

Differentialdiagnose: Kaum zu verwechseln, im Beginne vielleichg Tumoren, s. Lues III.

Die Verschleppung der Pilze in die Tiefe bedingt eine stärkere lokale Gewebsreaktion, die ihrerseits die Intensität der immunisatorischen Vorgänge steigert. Demgemäß hat die Behandlung im Wechsel der Applikation von entzündungserregenden und hemmenden Mitteln zu bestehen, wobei erstere besondere Beachtung verdienen. Hier kann nun zweckmäßig die gewebserregende Ultraviolettbehandlung herangezogen werden, so durch kurze wiederholte Anwendungen einer Kompressionsbehandlung mit der KROMAYER-Lampe. Intensiver muß sich schon die Anwendung der Höhensonne gestalten, um gleichen Effekt zu erzielen; letztere im Abstand von 50 cm + Filterung mit ca. $3^1/_2$ Minuten beginnend und steigern, stellt gleichfalls ein wertvolles Unterstützungsmittel dar. Da außerdem die Wärmebehandlung der tiefen Trichophytie als nützlich anzusehen ist, wird man von der Kombination der chemischen und Wärmestrahlen durch therapeutische Verwendung des Sonnenlichtes Gutes feststellen können.

Bei all dem müssen wir uns stets gegenwärtig halten, daß keine direkte pilztötende Einwirkung unserer Lichtbehandlung besteht, vor allem auch, daß sie nicht eine Weiterverbreitung der Pilze verhindert. Infolgedessen muß bei mäßig reagierenden Formen die Therapie dem verzögerten spontanen Ablauf durch Absperrungsmaßnahmen vorzukommen suchen, die mechanische und Röntgenepilation. Andererseits wird man bei tiefen, kräftig sich äußernden Trichophytien oft der erst post festum wirkenden Röntgenepilation entbehren können.

Die Allgemeintherapie wurde schon angedeutet: Wärme, feuchte Umschläge mit 1 vH Resorcinlösung, kombiniert mit parenteraler Eiweißtherapie: Milchinjektionen, Terpichin, Yatrencassein, Aolan, Vaccinebehandlung u. a.

Den eigentlichen Trichophytien seien hier 2 Krankheiten angegliedert, deren mykotische Grundlage als sicher angenommen wird, das Eczema marginatum und die

4. Pityriasis rosea (Gibert).

Zur Diagnose: Neben einem größeren Herde, dem Primäraffekt, akut am Rumpfe und Extremitäten auftretende flache Knötchen, die sich schnell zu gelbrötlichen, medaillonartigen Scheibchen mit gefältelter Hornschicht entwickeln. Neue Wäsche!

Differentialdiagnose: Lues II, Parapsoiasis (beide haben keine Ringformentwicklung), Eczema seborrhoicum (bevorzugt Kopf, Achselhöhlen, Schweißrinnen).

Die Erkrankung bildet sich im Laufe weniger Wochen spontan zurück, vorausgesetzt, daß nur eine möglichst milde Behandlung stattfindet. Der Prozeß läßt sich aber durch Abtupfungen mit Seifenspiritus, schwachen Schwefelbädern, dann aber auch durch milde, erheblich unter der Erythemdosis liegende, evtl. noch gefilterte Quarzlichtbestrahlungen abkürzen, schematisch etwa: jeden zweiten Tag in 1 m Abstand, $2^1/_2$ Minuten (bei Filterung), ohne wesentliche Steigerung, um eine unerwünschte Summation der Bestrahlungen zu vermeiden. Die von Thedering empfohlene einmalige kompakte Schälung scheint mit Rücksicht auf die Irritabilität etwas zu gewagt.

5. Eczema marginatum; Trichophytia eczematosa.

Zur Diagnose: ekzematöse Trichophytie. Sitz: Hoden, Analfurche, Achselhöhle. Gegen die Umgebung scharfabgesetzte, kreisförmige Herde mit wallartigem, bläschenbesetztem oder schuppendem Rand.

Differentialdiagnose: Ekzem.

Der Verlauf der Erkrankung ist ein sehr schleppender, läßt sich aber häufig durch intensive Reizbestrahlung mit ultraviolettem Licht zu schnellerem Ablauf bringen. Dabei wird man hier häufig eine wesentlich höher liegende Erythemdosis beobachten können.

Der Gang der Behandlung gestaltet sich etwa:

1. Tag: 50 cm Abstand, Bestrahlungsdauer 3 Minuten. Erfolgt keine intensive Reaktion, dann gebe man am

2.—3. Tag in 30 cm Abstand 3—4 Minuten und steigern.

Selbst bei deutlicher Reaktion wird man weiterhin jeden zweiten Tag eine weitere Bestrahlung vornehmen unter jeweiliger Steigerung von ca. 1 Minute. Die Reaktion wird von dem Patienten, der sehr häufig unter quälendem Jucken leidet, kaum wesentlich unangenehm empfunden werden; man empfehle gegen das Brennen des Nachts Umschläge mit 3 vH Borwasser. Nachdem man durch die kontinuierliche Bestrahlung eine Dermatitis fixiert hat, setzt man nach etwa 10—14 Tagen die Lichttherapie ab und verabfolgt eine 3 vH B-Naphthol-10 vH Schwefeleucerin zum Einreiben. Mit dem Rückgang der Dermatitis wird der quälende Juckreiz fast ausnahmslos geschwunden, ebenso ein erheblicher Rückgang der Dermatose zu verzeichnen sein.

Diese Behandlung hat neben der Wirksamkeit ihre Vorzüge in der Einfachheit und Sauberkeit, zumal Salbenbehandlungen von Hodenaffektionen in der Praxis durch ungünstige Fixierungsmöglichkeiten und Umständlichkeit und dadurch bedingte Nachlässigkeit des Patienten, der außerdem häufig gerade in dieser Hinsicht besonders unter dem Gefühle des Beschmutztseins leidet, höchst unbeliebt sind.

Bei den restlichen Dermatomykosen, dem Favus und der Sporotrichose werden wir mit der Lichttherapie keinerlei nachhaltige Einwirkungen erzielen können. Der Favus ist eine Domäne der Röntgentherapie, bei letzterer wirkt Jodkali als Specificum, beide werden auch glücklicherweise nur selten dem Praktiker zur Beobachtung kommen.

Noch weniger werden die Dermatozoonosen der Anlaß zu Quarzlichttherapie sein. Bisweilen wird man nach Scabies einen restierenden Juckzustand ohne objektive Zeichen beobachten. Man hüte sich, gestützt auf das Wissen von der günstigen Beeinflussung von Juckzuständen durch ultraviolettes Licht, derartige Patienten einer Bestrahlungskur zu unterziehen. Entweder ist die Scabies nicht geheilt, oder aber man wird durch die Lichttherapie das Jucken möglicherweise bei dem Patienten psychisch fixieren.

Die coccogenen Hautinfektionen.

Der Einfluß des Lichtes auf die Bakterien wurde erstmalig von Downes und Blunt beschrieben zu einer Zeit, in der die Bakteriologie noch im Anfangsstadium stand. Die Forschungen Finsens und seiner Schule (Bie, Bang) und anderer stellten experimentell die bactericiden Eigenschaften der ultravioletten Strahlen fest. Diese Wirkung hat bekanntlich praktisch für die Sterilisation filtrierten Trinkwassers Bedeutung erreicht.

Naturgemäß haben die keimtötenden Eigenschaften, die sich im Kulturversuch einwandfrei und schnell feststellen lassen, zur

Verwendung des Quarzlichtes in der Therapie der durch Strepto- und Staphylokokken ausgelösten Hauterkrankungen angeregt, und wenn diese Behandlungsart infolge der durch die geringere Tiefenwirkung der ultravioletten Strahlen verminderten keimtötenden Wirkung nicht die in sie gesetzten Erwartungen voll erfüllt hat, hat sie doch bei einzelnen coccogenen Infektionen erfolgreiche Verwendung gefunden.

1. Impetigo contagiosa.

Zur Diagnose: Oberflächlich sitzende Bläschen, die sich schnell trüben und zu honiggelben, umschriebenen Krusten eintrocknen. Nach Entfernung der Kruste umschrieben gerötete, wenig wässerig absondernde, aber intakte Haut. Sitz vorwiegend die unbedeckten Körperstellen.

Differentialdiagnose: Ekzem (ist diffuser begrenzt), Lues (bräunlicher Ton und unter der Kruste geschwürig), Sycosis (behaarte Stellen).

Theoretisch müßte infolge ihrer Oberflächlichkeit gerade die Impetigo contagiosa in das Gebiet der ultravioletten Strahlenbehandlung fallen, doch wird man mit einem desinfizierend abschließenden Pastenverschluß (1 vH Hydrargyr. sulf. rubr. 10 vH Sulfurpaste oder Ungt. hydrarg. praec. alb.) schnell zum Ziele kommen und auf die evtl. reizende Strahlenbehandlung verzichten. Die nach Abklingen der Impetigo restierenden bläulichroten Flecken können durch milde gefilterte Quarzlichtbehandlung zu beschleunigtem Verschwinden gebracht werden.

Bei kleineren Impetigoherden ist ein rascheres Beseitigen durch Abheben der Krusten und Pinselung der Haut mit 5 vH Argt.-nitr.-Lösung möglich.

2. Impetigo staphylogenes (Bockhart). Zur Diagnose: Impetigo mit Beteiligung der Papillen. Pusteln mit gerötetem Hofe, zentral von einem Haare durchbohrt.

Eine möglicherweise anzuwendende Strahlenbehandlung wäre in analoger Weise, wenn auch mit schwächeren Dosen, wie bei der Sycosis (siehe daselbst) anzuwenden. Zunächst hat jedoch die medikamentöse Therapie einzusetzen.

Therapie: Zinnober-Schwefelvaseline (1 : 10 : 100). Umschläge mit 1 vH Resorcinlösung oder Sublimat $^1/_2$ vT, Pinselung mit verdünnter Jodtinktur. Bei größerer Ausdehnung Schwefelbäder.

An die Follikulitiden sei eine Erkrankung angegliedert, die als Schlußeffekt einer chronischen Follikulitis aufzufassen ist.

3. Dermatitis papillaris capillitii (Acne cheloidea, Sycosis sclerotisans). Zur Diagnose: Sitz: Nacken, weniger Bartgegend. Himbeerrote Knoten mit pinselförmig eingeschlossenen Haarbüscheln, daneben Hauttrichterbildungen.

Die Erkrankung ist eine Domäne der Röntgentherapie. Ist aus äußeren Gründen eine solche nicht möglich, lassen sich gleichfalls, wenn auch weniger prompte Erfolge erzielen, wenn wir Quarzlichtbestrahlungen mit Anwendung von Quecksilbersalicylguttaplast kombinieren. Die Lichtbehandlung hat mit einer kräftigen Reizbestrahlung 50 cm $2^1/_2$—3 Minuten einzusetzen und ist mit steigenden Dosen fortzuführen, nach 3—4 Sitzungen Heranziehen von Filtern, um auch auf die Tiefe Einfluß zu gewinnen (evtl. Zuhilfenahme des Mikrobrenners).

Infolge ihrer außerordentlichen Hartnäckigkeit scheint eine Erkrankung die Heranziehung aller zu Gebote stehenden Hilfsmittel zu verlangen, so auch die Ultraviolettbehandlung die

4. Sycosis non trichophytica barbae. Zur Diagnose: Abszesse an den Haarfollikeln. Infiltration und Pustulation. Borken an den Follikelmündungen, diffuse Rötung. Sitz: vorwiegend Bartgegend.

Differentialdiagnose: Trichophytie (geht mehr in die Tiefe).

Bei der Sycosis findet die Röntgenstrahlenbehandlung außerordentlich häufig Verwendung, doch verhütet auch sie keineswegs Rezidive. Da hierbei die Gefahr gehäufter Bestrahlungen (vor allem auf Veranlassung des Patienten, der nach ihrer Anwendung Besserung sieht) mit ihren Spätwirkungen vorliegt, sollte man zunächst weniger einschneidende Mittel versuchen.

Hier hat sich mir nun die Applikation ultravioletter Strahlen in Kombination mit kräftiger Schwefelmedikation außerordentlich gut bewährt.

Gang der Behandlung: Zunächst Ablösen der Krusten mit Salicylölverband.

1. Tag	50 cm	Abstand	2 Minuten.
2. Tag	50 cm	Abstand	3 Minuten.
3. Tag	50 cm	Abstand	7 Minuten mit Filter.
5. Tag	50 cm	Abstand	5 Minuten ohne Filter.
7. Tag	50 cm	Abstand	10 Minuten mit Filter.

Pause bis zum vollständigen Abklingen der akut entzündlichen Erscheinungen und evtl. nochmaliger Turnus mit erhöhten Dosen.

Während der Strahlenbehandlung werden fortgesetzt Umschläge mit 33 vH Solutio Vlemingkx vorgenommen. Sollte die notwendige Entzündung zu intensiv werden, sind die Schwefelumschläge durch solche mit 3 vH Borwasserlösung zu ersetzen. In der Bestrahlungspause: Applikation von 2 vH Resorcin-, 3 vH Salicyl-, 5 vH Sulfureucerin.

Ein derartiger evtl. wiederholter Behandlungsturnus wird in der Regel ein Schwinden der Erscheinungen zur Folge haben.

Handelt es sich um stärker gereizte Formen der Sycosis, so sind die Bestrahlungen vorsichtiger zu dosieren. Stets ist neben der genannten Behandlung die Applikation von Milch, Aolan, Yatrencassein u. dgl. intramuskulär empfehlenswert.

Weiter kommen therapeutisch Schwefelpasten, die BROOKEsche Paste und bei stärkeren Infiltraten Erweichung mit Quecksilber-Salicylguttaplast in Frage.

Bei tieferen durch Strepto- und Staphylokokken bedingten Prozessen der Haut werden wir durch die Bestrahlung mit Quarzlicht noch weniger bactericide Wirkungen erwarten dürfen, wissen wir doch auch aus mannigfacher Erfahrung, daß selbst prophylaktische Bestrahlungen von Wunden nicht das Eintreten eines Erysipels verhindern können.

Trotzdem ist gegebenenfalls hier eine entzündungserregende Lichtbehandlung angezeigt, um durch Hyperleukocytose und Beförderung der Resorption den Krankheitsablauf zu beschleunigen.

5. Erysipel. Zur Diagnose: Intensive, scharf umgrenzte, sich ausbreitende Rötung der Haut mit leichter Schwellung; Temperaturerhöhung.

Differentialdiagnose: Schweinerotlauf (Metzger und verwandte Berufe).

Von mehreren Autoren werden beim Erysipel günstige Erfolge durch Quarzlichtbehandlung beschrieben.

Erfolg und Versager kennzeichnen jedwede Erysipeltherapie, was bei einer Erkrankung von so wechselnder Intensität und Dauer nur verständlich ist. So ist auch hier die Quarzbestrahlung als ein Verfahren zu bewerten, das anderen Behandlungsmethoden etwa gleichwertig zu erachten ist, der Sauberkeit halber jedoch oft vorgezogen werden wird. Abzusehen ist von einer Strahlenbehandlung des Erysipels, wenn der Patient erst nach der Entfieberung und Stillstand des Prozesses in die Behandlung eintritt, hier wird man sinnfälligerweise auf die immerhin mit gewissen Unannehmlichkeiten verbundene Reizbestrahlung verzichten.

In den anderen Fällen belichtet man energisch, etwa BACH-Lampe 50 cm Abstand 5 Minuten, die Reaktion wird trotz der Intensität der Bestrahlung nicht allzu kräftig ausfallen, da in diesen Fällen die Ansprechbarkeit des Gewebes etwas gehemmt zu sein scheint. Wird eine Wiederholung der Belichtung notwendig, so erhöhe man die Dosierung nicht.

In jedem Falle ist der Hauptwert auf die Bestrahlung des Randes zu legen, worauf besonders bei ausgedehnten Herden wegen der Einstellung zu achten ist, und man zweckmäßigerweise besser in Feldern bestrahlen wird.

Dem Erysipel sei das klinisch außerordentlich ähnliche *Erysipeloid*, der Schweinerotlauf, angegliedert, der auch bezüglich der Quarzlichtbehandlung ersterem analog zu erachten ist, vielleicht wird man aber hier erfahrungsgemäß dem Blaulicht vor dem ungefilterten Quarzlicht den Vorzug geben.

Sonstige Therapie des Erysipels: mechanisch Heftpflasterabsperrung, Pinselungen mit Jodtinktur, Ichthyol-Thigenol aa. Der Rotlichtbehandlung wird besonders im Beginne der Erkrankung eine günstige Wirkung zugeschrieben.

6. Furunculose. Auch auf die Furunculosebehandlung hat das Quarzlicht Einfluß gewonnen. Theoretisch ist es begründet durch Anregung der Hyperämie, der Hyperleukocytose und Beschleunigung der Resorption durch die ultravioletten Strahlen. Dementsprechend gelangen Oberflächenbestrahlungen evtl. mit Kombination von Kompressionsbehandlung mit der KROMAYER-Lampe am Einzelfurunkel zur Anwendung.

Der launenhafte Verlauf der Furunculose zeitigt auch hier wechselnde Ergebnisse. Sicherlich ist die Ultravioletttherapie als unterstützendes Moment nicht gering zu erachten, doch wird sie in keinem Falle die Anwendung anderer Methoden ersetzen können.

Therapeutisch kommt in Frage, lokal: bei frischen Furunkeln: Ichthyol, sonst Quecksilber-Carbolpflaster, graue Salbe, Histopin, eventuell Kauterstich, Schwefelbäder. Injektionen von Milch, Yatrencassein, Vaccine usw. Nach der Ursache fahnden! (Diabetes.)

Auf Grund der gleichen theoretischen Erwägungen, wie bei der Furunculose, wurden auch andere Eiterungen der Haut der Strahlenbehandlung unterworfen, so die Paronychia acuta und Panaritien. Verwendet wurden Fernbestrahlungen mit gefiltertem Licht, um eine mildere hyperämisierende und resorptionsbeschleunigende Wirkung zu erreichen. Ein Vorzug gegenüber anderen derartigen Methoden kann die Quarzbehandlung nicht geltend machen.

Keratosen und Sklerosen.

Wir konnten bereits bei der Besprechung der hyper- und parakeratotischen Ekzemformen feststellen, daß die ultravioletten Strahlen imstande sind, durch eine Entzündung im Unterbau erweichend zu wirken und anschließend Schuppenlager zur Abstoßung zu bringen. Sie stehen gewiß an Eleganz der Wirkung den Röntgenstrahlen nach, haben dafür aber den Vorteil der beliebig gehäuften Anwendungsmöglichkeit, was bei den nunmehr zu behandelnden Verhornungsanomalien, die sich fortgesetzt wieder einstellen, von ungeheurer Wichtigkeit ist.

Ichthyosis. Zur Diagnose: Kongenitales Leiden mit Trockenheit der Haut und abnormer Schuppenbildung. Mangelhafte Schweißabsonderung; Neigung zu Rhagadenbildung.

Da wir keine kausale Therapie kennen, kann symptomatisch auch die Quarzlampe herangezogen werden, zumal von Jesionek bei Kindern unter der Einwirkung der ultravioletten Strahlen Neubildung von Schweißdrüsen beobachtet worden ist.

Nützlich wird ihre Anwendung besonders da sein, wo es zur Bildung von Rhagaden gekommen ist.

Die Bestrahlung hat von solcher Intensität zu sein, daß es zur Exfoleation kommt, die Dosierung muß sich nach der Intensität der Verhornung richten.

Keratoma palmare et plantare hereditarium. Zur Diagnose: Hyperkeratosen der Handteller und Fußsohlen, bald nach der Geburt auftretend. Erythematöser Saum. Intakte Funktion der Schweißdrüse.

Eine vorzunehmende Ultraviolettbehandlung geschieht nach denselben Grundsätzen wie bei der Ichthyosis.

Auch die übrige Therapie ist bei beiden Verhornungsanomalien gleichartig keratolytisch: 10 vH Salicylvaseline und Guttaplaste, Bäder usw.

Lichen pilaris. Keratosis follicularis. Zur Diagnose: Follikuläre Verhornungen mit eingerollten Lanugohärchen an den Streckseiten der Extremitäten.

Kosmetische Gründe werden bei jungen Mädchen bisweilen eine Behandlung erfordern. Das Quarzlicht kann ungefiltert in kräftigen Dosen mit herangezogen werden (50 cm Abstand 3 Minuten) und steigern, ist jedoch wegen der bisweilen unschönen, wenn auch vorübergehenden Pigmentierung bei unsicherem Erfolg anderen Mitteln hintanzusetzen.

Vorzuziehen sind gehäufte heiße Waschungen mit Bimssteinseife, Salicylspiritus und 5—10 vH Salicylcreme.

Die Pityriasis simplex findet Berücksichtigung bei den Haarkrankheiten.

Sklerosen.

Keloid. Zur Diagnose: Langsam wachsender, streifen- oder plattenförmiger Wulst mit glatter, glanzloser Oberfläche.

Therapeutisch spielt die Frage, ob Spontankeloid oder Narbenkeloid nur eine untergeordnete Rolle.

Schon KROMAYER wies auf die ausgezeichnete Brauchbarkeit des Quarzlichtes bei derartigen Zuständen hin, das nur in dem Radium einen ebenso wirksamen Konkurrenten hätte.

Entsprechend dem Bau des Keloids (Bindegewebsreichtum und Gefäßarmut) ist mit den reizenden Weißquarzlichtstrahlen nur Geringes zu erreichen (eine Ausnahme scheint die dem Keloid verwandte Dermatitis papillaris capillitii zu sein). Wir müssen demnach Blaulicht unter Kompression zur Anwendung bringen, wobei allerdings die Form des Keloids der Kompression Schwierigkeiten bereiten kann (KROMAYER).

Die Anwendung des gefilterten Quarzlichtes muß, um Erfolge erzielen zu lassen, kompakt sein etwa $^1/_2$ Stunde, variiert nach der Intensität der Keloidbildung möglicherweise sogar länger. Eine die Pigmentation hemmende Nachbestrahlung mit Weißquarzlicht empfiehlt sich wegen des bereits gesetzten großen Reizes nicht, außerdem bildet sich die Verfärbung nach mehreren Wochen spontan zurück.

In gleicher Weise wie Keloide sind hypertrophische Narben (z. B. nach Lupusätzbehandlung, Röntgenverbrennungen) anzugehen. Bei der meist mit verbundenen Atrophie der umgebenden Haut sind jedoch kürzere Sitzungen angebracht, um schwer heilende Veränderungen zu vermeiden (STÜMPKE).

Analoge Bestrahlungen können bei *Sclerodermia circumscripta*, wenn es die Größe des Herdes erlaubt, versucht werden. Bei diffuser Sklerodermie ist dieses Vorgehen, im Verhältnis zum möglichen Nutzen, zu umständlich und zeitraubend, dagegen scheint hier Rotlicht empfehlenswert.

Auch die Kraurosis vulvae wird durch Quarzlicht günstig beeinflußt. In Betracht kommen Belichtungen analog dem Vulva- und Analekzem mit gefilterten Strahlen und etwas erhöhten Dosen, evtl. Kompressionsbehandlung mit Blaulicht. Durch ein solches Vorgehen wird sich das quälende Jucken erheblich mildern lassen.

Pigmentanomalien.

Die Tatsache, daß das Quarzlicht besonders nach wiederholter Anwendung zu Pigmentierung der Haut Anlaß gibt, hat natürlich stets erneut zu Versuchen angeregt, Pigmentanomalien, und vor allem Depigmentationen, mit ultravioletten Strahlen anzugehen; von besonderem Interesse sind die von Buschek in dieser Richtung angestellten Versuche.

Vitiligo. Zur Diagnose: Erworbene, scharf begrenzte Depigmentation. Prädilektionsstelle: Handrücken, Kreuz.

Differentialdiagnose: Leucoderma specificum colli (s. daselbst).

Buschke fand, daß sich bei Anwendung des Quarzlichtes und der Kohlenbogenlampe im Vitiligobezirk schon nach kurzer Zeit Pigmentierungen einstellen, die aber an die Follikel gebunden sind, während die übrige Hautfläche keinerlei Bräunung zeigt. Die verlorengegangene Fähigkeit der Basalzellschicht, Pigment zu bilden, kann demnach auch das Quarzlicht nicht wiederbringen. Praktisch-therapeutisch kommt es also für die Vitiligo nicht in Frage, da einmal kein homogener Pigmentmantel zu schaffen ist, die geschaffene follikuläre Pigmentierung auch eine Betonung der Umgebung nach sich zieht, und schließlich der Pigmentierungsgrad schnell wieder zurückgeht.

Therapeutisch kommt für die Depigmentationen vor allem Depigmentierung der Umgebung durch Sublimatsalben, Wasserstoffsuperoxydcreme usw. in Frage.

Analog liegen die Verhältnisse beim Leukoderm. Auch hier wird der Lichtschutz mehr erreichen können als die Belichtung, die nur die depigmentierten Stellen mehr hervortreten läßt.

Aussichtslos von vornherein sind die Versuche, weißen Narben mittels Quarzlichtes Pigmentation zu schaffen.

Von anderen Gesichtspunkten aus wird die Lichtbehandlung, so sie herangezogen werden soll, an die Hyperpigmentationen herangehen müssen.

Wir vermögen wohl mit chemischen Mitteln (siehe oben) Pigmentationen zurückzubilden; diese Mittel haben den Vorteil, ohne wesentliche Umständlichkeit unauffällig angewendet werden zu können. Im Gegensatz hierzu muß die Lichtbehandlung (Weißlicht), um eine notwendige intensive Schälung zu erzwingen, in kräftigen Dosen Verwendung finden. Da dieses aber für den Patienten eine starke Belästigung bedeutet, muß man im Hinblick auf den höchst dubiösen Erfolg des Versuches, der Entfernung der Epheliden und des Chloasmas, mit der Quarzlichtbehandlung sehr zurückhaltend sein.

Ulcera. — Pernionen.

Bei der Tuberkulosebesprechung wird noch auf die günstige Beeinflussung ulceröser Prozesse durch Quarzlicht näher einzugehen sein. Die ultravioletten Strahlen, vor allem die langwelligeren, verursachen eine Hyperämie und Hyperleukocytose, schaffen somit einen Anreiz und Belebung des lokalen Stoffwechsels, was für die Wundheilung von besonderem Wert ist.

Entsprechend der Wirkungszone des Quecksilberdampflichtes werden naturgemäß nur Ulcerationen, die sich mehr flächenhaft als in die Tiefe ausdehnen, aus der Bestrahlung Nutzen ziehen, von Schuß- und Stichverletzungen werden wir kaum eine günstige Beeinflussung erwarten dürfen.

Weiterhin wird man die Erfahrung machen, daß die ausgeübte Reizwirkung nicht zu kräftig sein darf, insbesondere können die kurzwelligen Strahlen des äußersten Ultraviolett bei ihrer oberflächlichen Absorption dem Gewebe schweren Schaden zufügen. Daraus folgt, daß für die Strahlenbehandlung ulceröser Prozesse allgemein das gefilterte Quarzlicht zu verwenden ist, auf Ausnahmen sei bei der einzelnen Besprechung hingewiesen.

Wir werden, wenn wir Geschwüre der Lichtbehandlung unterziehen, zunächst eine Markierung des Prozesses beobachten können, die uns die Verpflichtung bringt, abgestorbenes Gewebe, wie überhängende Ränder, abzutragen. Als Ausdruck des Gewebereizes findet man sehr früh eine Vermehrung der serösen Sekretion und das Abstoßen oberflächlicher Schorfe, so daß bald eine gereinigtere Wundfläche zutage tritt Weitere sinnvolle Belichtungen frischieren den Grund, bedingen das Aufschießen frischer Granulationen und eine beschleunigte Progredienz des zarten Epithelsaumes, der zur schmiegsamen Lichtnarbe führt.

Für unser Sondergebiet sind hier praktisch 2 Erkrankungen von Wichtigkeit, das Ulcus cruris und das Röntgengeschwür, beide recht dankbare Gebiete der Quarzlichtbehandlung.

Ulcus cruris varicosum. Zur Diagnose: Sitz meist untere Hälfte, vorn und innen meist in ekzematös veränderter Haut liegend.

Differentialdiagnose: Lues III.

Die Lichtbehandlung hat ihr Hauptaugenmerk auf den Zustand des Geschwüres zu richten. Man wird von ihr nicht erwarten dürfen, daß ein Beingeschwür, das möglicherweise monatelang jeder Therapie getrotzt hat, auf die erste Bestrahlung sich zu schließen beginnt, doch scheint die Quarzlichtbehandlung in jedem resistenteren Falle am Platze.

Allgemein suche man durch nicht zu kräftige Strahlendosen den lokalen Stoffwechsel anzuregen, Pinselungen des Grundes mit einem 2 vH Salicylspiritus können daneben erfolgreich herangezogen werden. Kommt ein stärker verschmiertes Ulcus zur Behandlung, wähle man die erste Dosis etwas kräftiger (etwa 6 Minuten 50 cm Abstand) und bestrahle nach erfolgter Reinigung mit abgeschwächten Dosen nach, jeweils mit Blaufilterung. Von einer Abdeckung des Geschwüres ist im Hinblick auf die erwünschte Belebung der Umgebung abzusehen.

Mit Weißquarzlicht als Ausnahme gehe man an derb infiltrierte torpide Ulcera cruris mit ganz schlaffen, welken Granulationen (etwa 50 cm 3—4 Minuten), doch wird man sich dabei auf eine derartige Applikation beschränken können, da nach überstandener Entzündung, nach Abstoßung der verätzten Oberfläche ein neuer belebterer Grund geschaffen ist. Die Fortsetzung der Strahlenbehandlung hat dann mit Blaulicht nach den oben geschilderten Grundsätzen zu geschehen, höchstens nach Lage des Falles mit etwas erhöhten Dosen. Gelegentlich wird auch von dem Gebrauch der Kromayer-Lampe zur Kompressionsbehandlung Günstiges zu erreichen sein.

Gerade bei der Strahlenbehandlung der Ulcerationen sind Schemata unmöglich zu geben, da jedes einer individuellen Beeinflussung bedarf. Als Grundsatz muß gelten, daß die Dosierung sich voll und ganz nach der erwünschten Ätzwirkung zu richten hat.

Die übrige Therapie darf nicht vernachlässigt werden: Feuchte Umschläge, mit Aqu. calcis, Argt.-nitr.-Pinselungen des Grundes, mechanische Beeinflussung durch Heftpflasterzüge, Massage, Blutumspritzung, evtl. Zinkleimverband.

Auch bei der Phlebitis ist die Quarzbelichtung erfolgreich anzuwenden (gefilterte Bestrahlung). Vorbedingung ist natürlich, daß die Bestrahlung am Orte des Patienten zur Anwendung gelangen kann und der Patient nicht in der absoluten Ruhe beeinträchtigt wird.

Röntgenulcera. Zur Diagnose: schlaffes Ulcus in atrophischer Haut mit erythematösen Flecken, Teleangiectasien, fleckförmigen Pigmentationen.

Die Chronizität dieses Prozesses legt der Lichtbehandlung Zurückhaltung auf, denn forcierte Alterationen des maximal beanspruchten Gewebes würden lediglich gesteigerten Zerfall zur Folge haben. Man wird daher nicht nur mit Vorsicht dosieren müssen, sondern auch nur gefiltertes Quarzlicht zur Verwendung bringen dürfen.

Empfehlenswert dürfte ein Anfang mit 50 cm Abstand 2 Minuten sein mit Steigerungen von $^1/_2$—1 Minute in 3—4 tägigen Intervallen, später ist durch Verwendung der KROMAYER-Lampe (Kompression) die Wirkung zu vertiefen.

Bei derartigem Vorgehen wird man nicht nur günstige Fortschritte in der Wundheilung, sondern auch eine Verminderung der meist heftigen Schmerzen erzielen.

Analoge Dosen, gelegentlich etwas gesteigert, verlangen die Vorstadien des Röntgenulcus die Röntgendermatitis und die chronische Radiodermie.

Daneben seien empfohlen: Feuchte Umschläge, 2—5 vH Bismut-Zinkpaste, Diachylonsalbe in der Umgebung. Ultima ratio: die Operation.

In gleicher Weise wie bei den genannten Ulcerationen wird bei gangränösen Prozessen aus den hyperämisierenden und proliferationsbefördernden Eigenschaften des Quarzlichtes Nutzen zu ziehen sein, so Alters-, diabetische, arteriosklerotische Gangrän, evtl. auch Ulcus molle und ulcerierter Bubo. Bei den erstgenannten wird vorsichtiges Einschleichen (erheblich unter der Rötungsgrenze) und Blaufilterung anzustreben sein.

Der Abhandlung der ulcerösen Prozesse sei eine Erkrankung angegliedert, deren Endzustand bisweilen ein Ulcus darstellt.

Pernionen. Zur Diagnose: Sitz: Frei liegende hervorragende Stellen Ohren, Nase, Hände, Füße. Bläulich-cyanotisches Erythem mit pastöser Anschwellung.

Differentialdiagnose: Erythema nodosum (Druckschmerz, Fieber), Er. induratum (Unterschenkel).

Die äußere Therapie ist keineswegs befriedigend. Wechselbäder, Massage, Ichthiol, Campher- und Jodsalben sind nur in einem Teil der Fälle dauernd nutzbringend. So hat sich die Ultraviolettbehandlung neben dem Röntgen immer wieder mit der therapeutischen Beeinflussung dieser Erkrankung befaßt, und es scheint, daß die Lichttherapie bei der großen Rezidivneigung der Dermatose den Vorzug verdient.

Es werden gehäufte Dosen Quecksilberdampflichtes, beginnend mit etwa der Erythemdosis, empfohlen, nach Abklingen der Reaktion Steigerung etwa

1. Tag	50 cm	$2-2^1/_2$ Minuten (je nach Sitz).
4.—5. Tag	50 cm	$3^1/_2-4^1/_2$ Minuten usw.

Dabei mit abklingender Reaktion Wechselbäder.

Von anderer Seite werden kräftigere Dosen nach vorhergehender Pinselung mit einer 5 vH alkohol. Argt.-nitr.-Lösung befürwortet, da so eine röntgenähnliche Tiefenwirkung erzielt werde, vor allem die Kompressionsbehandlung mit der KROMAYER-Lampe vermag Günstiges zu erreichen.

Die Verschiedenheiten der geschilderten Techniken zeigen, daß das Quarzlicht im Einzelfalle Gutes wohl bei der Perniosis zu erzielen vermag, daß es aber keineswegs das Heilmittel ist.

Hautdrüsenerkrankungen.

Auf die Einwirkungsmöglichkeiten des Quarzlichtes auf die Anhangsgebilde der Haut wurde im allgemeinen Teile kurz hingewiesen; hier sollen zunächst die Erkrankungen der Drüsen abgehandelt werden.

Talgdrüsenerkrankungen.

Die Talgdrüsenerkrankungen stehen ihrer klinischen Bedeutung nach im Vordergrund. Bei den coccogenen Hautinfektionen wurden bereits die Follikulitiden, Sycosis, Furunculose, eitrige Prozesse, die sich in den Ausführungsgängen etablieren, die seborrhoischen Formen bei öliger Sekretion im Ekzemkapitel besprochen. So verbleiben nur noch die verschiedenen Acneformen und die Rosacea.

Acne vulgaris. Zur Diagnose: Oberflächliche Pusteln bis zu tiefen Infiltraten, um Talgfollikel lokalisiert. Eventuelle Abheilung mit Narbenbildung. Sitz: Gesicht, Brust, Schultern, Rücken. Jugendliches Alter bevorzugt.

Der Anlaß für die Therapie liegt weniger in subjektiven Beschwerden, als in der kosmetischen Entstellung.

Für die Lichttherapie wollen wir 2 Acneformen unterscheiden.

a) Oberflächliche Formen. Sie sind häufig mit Comedonenbildungen kombiniert, so daß zunächst für deren mechanische Entfernung mit dem Quetscher und nachfolgenden Abtupfungen mit einem 2 vH Salicylresorcinspiritus zu sorgen ist. Diese Behandlung wird in der Regel eine Beruhigung bis Stillstand des Prozesses bringen, so daß die eigentliche Behandlung der Acne einsetzen kann, und hier kann von den ultravioletten Strahlen vorteilhaft Gebrauch gemacht werden.

Die Lichttherapie muß nach den restierenden Erscheinungen variiert werden.

Stehen oberflächliche Infiltrate ohne wesentliche Pustulation im Vordergrunde, kann eine Schälbehandlung erfolgreich sein.

Man gibt 50 cm Abstand 2—3 Minuten

ungefilterte Strahlen, steigert täglich um 1 Minute. Nach 4 bis 5 täglich vorgenommenen Sitzungen erfolgen mehrere Schälungen. Nach Übersteigen der Reaktionskuppe Applikation einer 2 vH Salicyl-, 5 vH Sulfureucerin. Die Haut wird ein ebenmäßiges, frisches, kaum pigmentiertes Aussehen gewinnen.

Während der Bestrahlungen empfehlen sich intramuskuläre Gaben umstimmender Mittel: Yatrencassein, Terpichin u. a.

Überwiegen pustulöse Efflorescenzen, sind zunächst einige Tage 10 vH Solutio-Vlemingx-Abtupfungen, nachts 10 vH Schwefelpaste anzuwenden. Nach 3—4 Tagen gibt man in 50 cm Abstand Bach-Lampe 1 Minute Weißlicht, wiederholt etwa 4—5 mal in 2—3 tägigen Abständen unter Steigerung von jeweils $^1/_2$—1 Minute, je nach Lage des Falles (Irritation). Dabei wird die medikamentöse Therapie fortgesetzt, lediglich die nächtlichen Pastenapplikationen durch Schwefelcreme ersetzt. Unter langsam zunehmender Schuppung werden so die Talgdrüsenmündungen eröffnet und der Prozeß abklingen.

Acneformen, die zur Dermatitis neigen, sind zunächst von jeder Lichtbehandlung fernzuhalten. Man schafft zunächst durch feuchte Umschläge, dann Bismutzinkpaste eine gewisse Resistenz, bevor eine differentere medikamentöse sowie Strahlenbehandlung zu versuchen ist.

Handelt es sich um tiefere Infiltrate und Absceßbildungen, wird von einer oberflächlich wirkenden Weißquarzlichtbehandlung nur wenig zu erwarten sein. Es ist zunächst durch Applikation von Quecksilbersalicylguttaplast eine Resorption der Infiltrate anzustreben; bei tiefen Abscessen geringfügige Stichincision, die bessere Resultate vorbereitet als erweichende Maßnahmen.

Erzielt ein solches Vorgehen keine genügend schnelle Rückbildung, können Bestrahlungen mit Blaufilter unter evtl. Kompression in Frage kommen; beginnen sich dann die Niveauunterschiede auszugleichen, so ist häufig durch eine nachfolgende Lichtdermatitis mit Weißquarzlicht ein guter Abschluß zu erreichen.

Meist wird es sich aber um Kombinationen oberflächlicher und tiefer Formen in verschiedenartiger Zusammensetzung handeln. Neben dem auf die Oberfläche gerichteten, antiseborrhoischen Vorgehen werden die in der Tiefe liegenden Infiltrate beeinflußt, bevor eine auf beide gemeinsam gerichtete ausgleichende Lichtschälbehandlung herangezogen werden kann.

Es würde im Rahmen dieser Arbeit zu weit führen, das Heer der Mittel, die sich bei Acne bewährt haben, aufzuzählen. Der Einzelfall bringt seine Forderungen mit.

Rosacea. Zur Diagnose: Sitz: Stirne, Nase, Wangen, Kinn besonders bei Frauen. Beginn mit diffuser oder fleckiger Röte. Ausbildung von Gefäßreiserchen, Knoten, seltener Pustulation.

Bei frischen, sich schnell entwickelnden Fällen ist zweckmäßigerweise von einer Lichtbehandlung Abstand zu nehmen, da Aktivierungen bereits durch die Einwirkung des Sonnenlichtes beobachtet wurden.

Ist die Dermatose schon länger persistent, kann Gutes durch das Quarzlicht erzielt werden, ebenso wie günstige Beobachtungen über den Aufenthalt an der See sowie im Hochgebirge vorliegen.

Die Intensität der Lichtbehandlung hat sich nach der Schwere des Krankheitsbildes zu richten.

Leichtere, jedoch schon länger vorhandene Hautröten, besonders der Nase, reagieren meist gut auf anfänglich schwächere, langsam über die Erythemdosis gesteigerte Ultraviolettbestrahlungen, die Ursache dafür dürfte wohl in der Belebung des lokalen Blutumlaufs zu suchen sein. Intensivere Strahlenwirkung benötigen die bereits knotigen und pustulösen Formen. Erstere sprechen in der Regel gut auf eine starke Lichtreaktion hervorrufende Kompressionsbehandlung mit der KROMAYER-Lampe an, doch sind auch günstige Erfolge bei beiden Typen durch gehäufte Schälbestrahlungen zu erzielen.

Schematisch sei bei älteren Prozessen der Gang der Lichtbehandlung etwa folgendermaßen dargestellt:

Gesichtsröte:

Beginn mit etwa $^3/_4$ Erythemdosis,
1. Tag 50 cm Abstand 1 Minute,
3. Tag 50 cm Abstand $1^1/_2$ Minuten,
5. Tag 50 cm Abstand $2-2^1/_2$ Minuten.

Knotige und pustulöse Formen:

KROMAYER-Kompressionsbestrahlung oder
BACH-Lampe 50 cm 2—3 Minuten,
3. Tag 50 cm 3—4 Minuten,
5. Tag 30 cm 3 Minuten usw.

Es stellt sich bald eine leichte Schilferung ein und die Röte geht zurück.

Meist wird sich die Röntgenbehandlung, zumal wenn eine KROMAYER-Lampe zur Verfügung steht, umgehen lassen; Überragendes leistet sie gleichfalls nicht und vermag ebenso nicht vor Rezidiven zu schützen.

Neben der Lichtbehandlung Berücksichtigung auslösender Momente (Magen-Darmstörungen, Ovarien, Struma!) sowie äußere Behandlung: KUMMERFELTsches Waschwasser, 10 vH Ichthyol-Thigenol-Schüttelmixturen, Proteinkörpertheapie, evtl. Organotherapie. Nachziehen der Gefäßreiserchen mit der Galnokauternadel.

Schweißdrüsen. Obgleich beide Drüsensysteme in gleicher Weise lichtempfindlich sind, werden wir mit dem Quarzlicht keine Beeinflussung auf die tieferliegenden Schweißdrüsen ermöglichen können, ihre Verwendung bei der Hyperhidrosis und der Granulosis rubra nasi ist folglich fehlerhaft.

Haarkrankheiten.

Die Bedeutung der Erhaltung der Haare für den Menschen erstreckt sich weiter als nur auf kosmetische Gebiete. Die in weite Kreise gedrungene Kenntnis von Zusammenhängen zwischen Haarausfall und Lues und die darin liegende Verdächtigung der Umwelt bringen manchen dadurch stark psychisch beeindruckten Patienten in Behandlung. Weiterhin ist das Haar als Schutzorgan nicht gering zu werten, einmal durch Abfederung mechanischer Traumen, dann aber vor allem gegen das Licht mit seinen chemischen und Wärmestrahlen.

Nicht zuletzt durch seine dichte Wollbehaarung mit ihrem intensiven Pigmentgehalt ist der Neger befähigt, die starke Besonnung tropischer Gegenden zu ertragen; aber auch in unseren Breiten ist das Haar als Isolator von Bedeutung, zeigt es sich doch, daß Kahlhäuptige mehr zu Erkältungskrankheiten neigen, und endlich kann der Haarschwund die Stellung des Einzelindividuums im heutigen Daseinskampfe beeinflussen, sei es, daß er bei Frauen die Ehemöglichkeiten beschneidet, beim Manne — durch ihn älter erscheinen lassen — seine Aussichten im allgemeinen Wettbewerbe (Anstellung usw.) hindert.

Alle diese mehr als kosmetischen Gründe — ganz abgesehen von dem bedeutsamen Komplex Haare-Psyche beim weiblichen Geschlechte — müssen uns veranlassen, den vorzeitigen Haarschwund in jeder Form nicht als Nebensächliches zu erachten und Friseuren und Pfuschern zu überlassen, sondern als eine Erkrankung zu werten und ärztlich zu behandeln.

Technik der Bestrahlung.

Die ultravioletten Strahlen sind für die Behandlung des Haarschwundes zu einem unentbehrlichen Mittel geworden, haben in vielen Fällen seine Prognose erheblich verbessert.

Bestrahlungstechnisch kommen einmal alle die Momente in Betracht, die wir im Allgemeinen Teile dargestellt haben, es muß Berücksichtigung finden die Haarfarbe — Blonde sprechen schneller an als Dunkelhaarige — ob Kind oder Erwachsener, Art der Erkrankung usw.

Da wir durchschnittlich zur Behandlung des Haarausfalles (Alop. areata, totalis) intensivere Lichtdosen verwenden, werden nicht nur die Lokalreaktion, sondern auch die Allgemeinerscheinungen verstärkt sich bemerkbar machen, so vor allem die Kopfschmerzen, die gelegentlich die Medikation antineuralgischer Mittel notwendig machen werden.

Ebenso wird bei intensiverer Einzelbelichtung eine Verbreiterung des Intervalls notwendig sein, eine erneute Bestrahlung wird dann in den seltensten Fällen vor Ablauf einer Woche in Frage kommen. Dies wäre höchstens möglich, wenn die erste Bestrahlung aus zu großer Vorsicht erheblich unterdosiert worden wäre, was in Anbetracht einer Pigmentation vor genügender Reizwirkung sich störend bemerkbar machen würde.

Daraus ergibt sich allgemein bei der Ultraviolетttherapie des Haarausfalles, besonders der Alopecia areata, der Satz, eher die Grenze der Überdosierung als der Unterdosierung zu streifen; Ausnahmen werden bei der Einzelbesprechung der Haarerkrankungen Berücksichtigung finden.

Die zunehmende Pigmentation erfordert stets verstärkte Dosen. Hat sich jedoch eine starke Hyperpigmentation, welche die Anwendung allzu langer unwirtschaftlicher Sitzungen erforderlich macht, herausgebildet, wird es zweckmäßiger sein, die Bestrahlungen zu sistieren und sich in der Zwischenzeit auf medikamentöse Reizmittel zu beschränken.

Ist der Prozeß ausgedehnt oder über den ganzen Kopf verteilt, beispielsweise bei totaler Alopecie, so werden wir bei einmaliger summarischer Bestrahlung eine sehr ungleichmäßige Reaktion der Haut erzielen, die durch die Konvexität der Oberfläche und dem dadurch sich ergebenden verschiedenen Winkeleinfall bedingt ist. Es empfiehlt sich daher, in so gelagerten Fällen das Feld in Zonen einzuteilen, die nacheinander eine gleichmäßige Belichtung erfahren können. Da die Reaktion erst nach Stunden zu erwarten ist, macht sich eine genaue Markierung der einzelnen Felder und Abdeckung vor der Bestrahlung notwendig, damit Randbezirke nicht durch doppelte Dosen in unerwünschter Weise zur übertriebenen und schmerzhaften Reaktion gebracht werden.

Also Bezeichnung der Felder mit dem Blaustift und stets genaue Abdeckung der Randpartien. Bei diffusem Haarausfall, der mit geringeren Dosen beschickt wird, wird dies nicht notwendig werden.

Gleichfalls kommt bei Haarbestrahlungen gemäß den stärkeren Dosierungen den Schutzmaßnahmen erhöhte Bedeutung zu.

Bezüglich des Augenschutzes verweise ich auf das im Allgemeinen Teile Gesagte. Ebenso sind in das Bestrahlungsfeld fallende unbekleidete Körperstellen zu schützen, so vor allem

Ohren, Stirn, Schultern und Nacken, damit diese nicht durch Lichtreaktion und späterer Pigmentation in unangenehmer Weise an Versäumtes erinnern. Die Abdeckung geschieht durch Tücher, schwarzes Papier und, was NAGELSCHMIDT empfiehlt, in einem um den Herd gelegten Wattekranz, der durch Auffasern des inneren Randes ein allmähliches Abebben der Reaktion und Pigmentation in angenehmer Weise gewährleistet; dies wird sich besonders bei Herden, die an die Haargrenze heranreichen, empfehlen.

Durch die erhöhte Dosierung ist auch eine intensivere Wärmeentwicklung bedingt. Somit wird die Entfernung leicht entzündlicher Gegenstände aus dem Bestrahlungbereiche, Celluloidkämme u. dgl. ratsam sein, und wir haben die Verpflichtung, durch Abtupfung der bestrahlten Stellen mit destilliertem Wasser, das die ultravioletten Strahlen frei passieren läßt, dem Patienten Hautkühlung zu verschaffen.

Haarausfall aus inneren Ursachen.

Nicht selten finden wir einen Haarausfall, der Ausdrucksform einer den ganzen Körper bewegenden Störung ist, so sind Fälle von bisweilen stärkste Grade annehmendem Haarschwund nach schweren Blutverlusten, z. B. gelegentlich einer Geburt, wohlbekannt, in gleicher Weise bei schwer anämischen Patienten.

An dem Einzelhaare lassen sich keinerlei erhebliche pathologische Veränderungen feststellen, außer daß es dünn und matt erscheint, lose in seiner Papille sitzt und sich leicht ohne Schmerz ausziehen läßt. Eine leichte trockene Seborrhöe kann mit vergesellschaftet sein, steht jedoch keineswegs im Verhältnis zu der Intensität des Haarausfalles.

Der geschilderte Zustand ist als eine gewisse Unterernährung des Haares aufzufassen.

So ist auch der Therapie ihr Weg vorgezeichnet, die auf eine Belebung des lokalen Stoffwechsels und Hebung des Allgemeinzustandes bedacht sein muß.

An innerer Medikation steht hier das Eisen in erster Linie; Vorbedingung für eine gute Wirkung ist eine lange fortgesetzte Verwendung. Inwieweit eine Kombination mit Arsen einen wirklichen Vorteil bedeutet, sei offen gelassen, häufig macht es die Patienten nur pastös, ohne die Welkheit der Haut und die Mattierung der Haare wirklich zu beeinflussen.

Die lokale Therapie übe, soweit es sich um eine kräftigere mechanische Einverleibung handelt, Zurückhaltung; gehäuftes Waschen des an sich schon lose sitzenden Haares ist dringend zu widerraten, vorsichtige indifferente Einfettung empfehlenswert.

Nützlich sind hier Quarzlichtbestrahlungen, da sie, richtig appliziert, einen wünschenswerten Reiz auf den lokalen Stoffwechsel und die Blutversorgung der Papillen bedeuten.

Bestrahlungen in Feldern ist hier überflüssig, da bei Exposition stets erneuter Scheitelungsbezirke, während 2 Minuten etwa, der Haare als Strahlenschutz wegen, eine allgemeine Überdosierung nicht in Frage kommt. Es ist dabei zu sorgen, daß möglichst jede Stelle des Kopfes dem Weißquarzlicht ausgesetzt wird.

Die auftretende Reaktion wird und soll gering sein, wird nach 3—4 Tagen wiederholt hervorgerufen (erhöhte Dosen), wobei eine erstmalige Unterdosierung ausgeglichen werden kann.

Im übrigen Vermeidung enger Hüte, vorsichtige Trocknung der Haare nach der Waschung, die zur Vermeidung eines verstärkten Haarausfalles bei der meist fehlenden Fettigkeit nicht vor 4 Wochen vorzunehmen ist.

In der Regel ist die Prognose recht gut, die Krankheitsdauer von der Hebung des Allgemeinzustandes in erster Linie abhängig.

Analog sich ausbildende Haarausfälle finden sich bekanntlich im Anschluß an schwere Infektionskrankheiten, Typhus, Grippe usw., die als toxische Auswirkungen anzusprechen sind.

Auch hier ist in der Regel die Prognose günstig, wenngleich bisweilen auch die Stärke der früheren Behaarung nicht immer erreicht wird.

Die Rückbildung tritt spontan ein, doch können wir durch Hebung des Allgemeinzustandes die Rekonvaleszenz und damit den Haarwuchs anregen, das Festigen der losen Haare erreichen.

Kräftige Ernährung, Licht, Luft, Eisen sowie Lokalbestrahlungen nach den für die anämischen Zustände gegebenen Grundsätzen werden von tonisierendem Einflusse sein. Günstiges berichtet THEDERING von der Verwendung von Sonnen- und auch Quarzlichtbädern in einer Art, wie sie bei der Tuberkulosebehandlung angewendet wird.

Seborrhoea capitis.

Eine gewisse trockene Schuppung des behaarten Kopfes ist als physiologisch anzusprechen. Überschreitet diese an Quantität den Durchschnitt, treten subjektiv Beschwerden hinzu, wie das Kopfjucken, und läßt sich objektiv der Befund des Haarausfalles erheben, so haben wir die Seborrhöe des Kopfes, die eine trockene oder ölige sein kann.

Bei der öligen Form zeigt sich ein fettiges Verklebtsein der Haare zusammen mit Schuppen, korrespondierend dazu ein fettiger Glanz der Haut des Gesichtes, der Brust, des Rückens und der Achselpartien. Kommt dieser Zustand der Haut zur Reizung, läßt sich vom behaarten Kopfe abwärts steigend ein Prozeß feststellen, den wir als seborrhöisches Ekzem bezeichnen und bei den Ekzemvariationen abgehandelt haben.

Die trockene Form zeigt zunächst eine vermehrte Schuppung, die schließlich durch Bestäuben des Anzugs mit einer Unzahl weißlicher Schüppchen dem Träger lästig wird, früher oder später tritt Jucken besonders auf der Scheitelhöhe auf, und schließlich stellt sich der Haarausfall meist an den Schläfen beginnend ein, der unbehandelt zur Glatze führt. Spirituöse Einreibungen und Waschungen erzielen, auch in früheren Stadien, nur eine vorübergehende subjektive und objektive Besserung.

Die Ursache des Leidens sei, da der Gesamtüberblick bis heute noch fehlt, nur kurz gestreift. Zwei Auffassungen haben größte Wahrscheinlichkeit für sich, die infektiös-parasitäre und die Vererbung, denn wir sehen die Seborrhöe mit ihren Folgen sich in der Descendens fortpflanzen, wobei besonders die Söhne Kahlhäuptiger gefährdet sind. Inwiefern es sich hier aber um wirkliche Vererbung oder Weiterübertragung in der Familie handelt, wird sich schwer feststellen lassen.

Noch wichtiger als die Frage der Ursache ist die nach der Beseitigungsmöglichkeit.

Eine Behandlung, gleich welcher Art, kann wohl die seborrhöische Haut nicht ändern, doch vermag sie den Prozeß aufzuhalten. Als oberstes Therapeuticum steht hier der Schwefel, jede andere Medikation kann nur eine Unterstützung bedeuten, so auch alles, was zu einer Anregung des lokalen Blutumlaufs und Stoffwechsels beiträgt.

Unter diesen Gesichtspunkten werden wir von der Anwendung des Quecksilberdampflichtes vorteilhaft Gebrauch machen können. Der Strahlenbehandlung vorauszuschicken ist bei Männern ein kurzer Haarschnitt (diese stellen das Hauptkontingent der Seborrhoiker dar) sowie eine Entfernung der strahlenverschlingenden Schuppenlager durch 5—10 vH Salicylölkappen und Verwendung von Salicylspiritus bei nachfolgender Waschung (ölige Seborrhöe empfiehlt Boraxzusatz).

Die Bestrahlung geschieht dann mit Weißquarzlicht bis zum beginnenden Erythem, also etwa 50 cm Abstand 2—3 Minuten. Eine stärkere Reaktion ist zu vermeiden, die Wiederholung kann nach 3—4 Tagen mit etwas erhöhten Dosen erfolgen.

In der Zwischenzeit sind die Applikationen von 5—10 vH Schwefelsalben vorzunehmen (evtl. Salicyl und Resorcinzusatz in 1—2 vH). Vor der Bestrahlung jeweils mit einem Salicylspiritus entfetten lassen.

Ist der Prozeß zum Stillstand gekommen (es schwindet in der Regel nacheinander Jucken, Schuppen, Haarausfall), so setze man die Belichtungen ab und verordnet eine Pomade, die der Seborrhoiker zweckmäßig in das Programm seiner Haarpflege aufnimmt.

Sulfoform 2,5
Glycerin
Eucerin aa. ad 50,0
Mfu. S. Pomade

Bei Seborrhöe des weiblichen Kopfes analoges Vorgehen, nur ist bei Belichtungen darauf zu achten, daß durch gehäufte Scheitelung eine gleichmäßige Belichtung erreicht wird. Dabei ist, in Anbetracht der lange dauernden Belichtung auf den Gesichts- und Handschutz der bedienenden Person Gewicht zu legen. Die heutige Mode des Bubikopfes und Herrenschnittes stellt für die Strahlenbehandlung eine bedeutende Erleichterung dar. Will man bei sehr langem Haare und Seborrhoe auf eine Strahlenbehandlung nicht verzichten, so empfiehlt sich bei täglichen Sitzungen nur immer ein Viertel des Kopfes unter eingehender Scheitelung zu belichten. Gleiches gilt auch für die Pomadeanwendung bei Frauen, damit die Einreibung auch tatsächlich eingehend und auf die Kopfhaut vorgenommen werden kann.

Neben dem Schwefel wird durch Massage mit spirituösen Kopfwässern eine weitere Anregung zu schaffen sein.

Alopecia areata.

Zur Diagnose: Kahle Stellen von ovaler oder rundlicher Gestalt und verschiedener Größe. Fehlen jeglicher Entzündung.

Differentialdiagnose: Alopecia spec. (s. daselbst), Mikrosporie (graue Pilzlager an abgebrochenen Haaren).

Wir kennen die Ursachen dieser Affektion nicht, wahrscheinlich ist, daß ätiologisch eine Vielheit von Momenten in Betracht kommt. Wir können daher lediglich eine symptomatische Therapie vornehmen, wozu die Ultraviolettbehandlung in erster Linie befähigt ist.

Nagelschmidt hat in seinem Buche nachgewiesen, daß durch die Ultraviolettbehandlung die früher als höchst zweifelhaft angesprochene Prognose eine wesentlich bessere, ja im allgemeinen gute geworden ist. Er zeigt dies an Hand von etwa 100 Fällen, daß von diesen 80 vollkommen geheilt wurden und nur 8 keine Besserung zeigten, wobei noch zu beachten ist, daß bei letzteren die Lichtbehandlung nicht vollkommen zu Ende geführt wurde. Dies ist eine Prognose der Alopecia areata, wie sie kein anderes Mittel erzielt.

Über die allgemeine Belichtungstechnik bei Alopecia areata verweise ich auf das im Beginne dieses Kapitels Gesagte. Hier sei nur auf die Wichtigkeit hingewiesen, im langen Frauenhaare durch eingehende Scheitelung nach kleinsten Herdchen zu suchen und ferner die Lichtwirkung weiter auszudehnen, als die Peripherie des Herdes erreicht, damit wir so auch die am meisten gefährdeten Randhaare beeinflussen können.

Handelt es sich um kleine frische Herde, die wir mit der Kromayer-Lampe voll und ganz bei Kompression erfassen können, so verwendet man sie etwa 5—10 Minuten mit Blaufilterung. Die auftretende mäßige Reaktion verschwindet bald wieder, so daß nach etwa 1 Woche eine Wiederholung der Druckbelichtung mit Erhöhung der Dosis (um 3—5 Minuten) vorgenommen werden kann.

Soll aus äußeren Gründen die Bach-Lampe Verwendung finden, benutzt man sie bei frischen Herden evtl. mit Blaufilterung, gewöhnlich jedoch zur Verstärkung der Reaktion (und Zeitersparnis) als Weißquarzlicht, da sonst spätere Belichtungen des einsetzenden Pigmentschutzes wegen bei Filterung zu lange Sitzungen erforderlich machen würden; dies ganz besonders dann, wenn die Herde am Kopf verteilt sitzen und demnach in mehreren Feldern belichtet werden muß.

Als Erstbestrahlung wähle man BACH-Lampe 30 cm Abstand etwa 5 Minuten. Die störende Wärmeentwicklung wird durch Abtupfungen des Herdes mit kaltem Wasser bekämpft. Eine intensive Reaktion, selbst bis zur beginnenden Blasenbildung, darf nicht von der Fortsetzung mit steigenden Dosen nach Abklingen der Lichtentzündung abhalten, ja eine solche Intensität wird von so ersten Kennern, wie KROMAYER und NAGELSCHMIDT, gefordert. Folgende Bestrahlungen mit Weißquarzlicht haben der Lichtgewöhnung und einsetzenden Pigmentation Rechnung zu tragen, sind demnach zu verlängern (etwa 8 Minuten, 12 Minuten usw.).

Nach 2—3 Sitzungen wird sich in der Regel eine Flaumbildung zeigen, die zunächst weiß ist, nach weiteren Wochen bis Monaten Färbung annimmt, seltener und dann meist bei älteren Individuen hält die Pigmentlosigkeit an.

Bei älteren Herden ist von Blaufilterung auf jeden Fall abzusehen, der stärkste Reiz ist der gegebene. Das Neukommen der Haare wird hier meist länger auf sich warten lassen, doch darf die scheinbare Erfolglosigkeit der Behandlung nicht entmutigen, vielmehr ein Ansporn zur Intensivierung sein.

Bisweilen wird man Monate nach Abheilung einer Alopecia areata das Auftreten neuer Herde feststellen müssen. Für die Praxis ist die Frage Neuerkrankung oder Rezidiv von untergeordneter Bedeutung, die Behandlung hat, da in dieser Zeit die störende Pigmentierung stets geschwunden sein wird, nach den oben aufgestellten Grundsätzen einzusetzen.

THEDERING glaubt für die Rezidive vielleicht als Ursache die nicht behobene Grundlage der Areata, die Seborrhöe, anschuldigen zu müssen; erwiesen ist das nicht, auch gibt es trotz der weiten Verbreitung der Seborrhöe eine Anzahl Fälle von Areatarezidiven, die keinerlei Zeichen von Seborrhöe aufweisen.

Die **Alopecia totalis** setzt der Behandlung besondere Schwierigkeiten entgegen. Als schwerste Schädigung gleich welcher Ätiologie aufgefaßt, bedarf sie der intensivsten Reizbestrahlung. Trotz fortgesetzter heftigster Entzündungsreaktion werden sich hier mitunter therapeutische Versager finden. Überhaupt gilt bei der Alopecie, je träger die Funktion der Papille, um so intensivere Behandlung, aber auch um so ungünstigere Prognose.

Die atrophische Papille wird auch der stärkste chemische Strahlenreiz nicht zu neuem Leben erwecken.

Aus dem Heere der für die Areata empfohlenen Mittel seien nur einige erwähnt. Kann aus äußeren Gründen (Entfernung) eine Lichtbehandlung nur in größeren Abständen erfolgen, so sind einmal die folgenden Sitzungen zu verlängern, in der Zwischenzeit kann der Patient mehrfach Einreibungen mit 5 vH β-Naphtholspiritus (Urin!) oder dem Chrysarobinsalbenstift machen. Auch Pinselungen mit Acid. carbol. liquef. sind kein vollwertiger Ersatz für Licht. Die Anwendung des höchst differenten Röntgenlichtes als Reizbestrahlung muß erfahrenen Röntgenologen vorbehalten bleiben, aber selbst in deren Hand wird es nicht immer die ganze Größe seiner Gefahr verlieren und nur Gutes wirken.

Alopecia congenita. Handelt es sich um eine kongenitale Störung der Haaranlage, so wird jede Therapie machtlos sein, es sei denn, daß es sich um seltene Fälle handelt, die verspätet ein reduziertes Haarkleid bilden (BUSCHKE). Der histologische Entscheid über das Vorhandensein oder Fehlen von wohlgebildeten Follikeln wird bei der Beurteilung der Einzelfalles entscheidend sein.

Gleichfalls ohne jeden Erfolg wird jede Lichtbehandlung des **Lupus erythematodes** im behaarten Kopfe sein. Es handelt sich hier um ein Abheilen mit narbiger Atrophie, die ein Nachwachsen von Haaren unmöglich macht. Das einzige Mittel, die Haare zu schützen, ist den Prozeß aufzuhalten. Hier hat NAGELSCHMIDT Günstiges von der Anwendung der Diathermie gesehen.

Folliculitis decalvans. Zur Diagnose: Gruppierte, follikuläre Pustelchen auf mäßig hyperämischem Grunde. Abheilung mit Vernarbung. Chronisch progredienter Verlauf.

Eine Regenerierung bei der Folliculitis decalvans und der Pseudopelade ist unmöglich. Immerhin kann bei dem chronischen Verlauf und der schlechten Prognose ein zeitweiliges Aufhalten durch kräftige Lichtdosen versucht werden.

Alopecia specifica. Zur Diagnose: Kleine diffus verstreute Alopecieherdchen, in deren Bezirk einzelne Haare stehenbleiben.

Die Wiederkehr der Haare wird durch die antiluetische Kur gewährleistet. Bisweilen findet sich aber eine Kombination der Alopecia spec. mit diffusem, uncharakteristischem Haarausfall, der symptomatisch als Ausdruck des Infectes aufzufassen ist und entsprechender Behandlung bedarf.

Auch bei der akuten erstmaligen Röntgenalopecie ist die Prognose gut. NAGELSCHMIDT sah bei einer kleinen Anzahl Fälle dieser Art einen beschleunigten Heilungsverlauf nach Lichtbehandlung, ja sogar die Möglichkeit, durch Licht eine beginnende Röntgenalopecie aufzuhalten.

Tuberkulose.

Ultraviolette Strahlenbehandlung und Tuberkulose sind heute zu einer Einheit verschmolzen. Seit den Veröffentlichungen ROLLIERS über die Heilung chirurgischer Tuberkulose allein durch die Hochlandsonne haben systematische Forschungen und Versuche uns den ungeheuren therapeutischen Wert dieser Strahlenkomponente tausendfältig erwiesen.

ROLLIER berichtete von den keimtötenden, den resorbierenden, schmerzstillenden und heilenden Eigenschaften des Sonnenlichtes, demonstrierte unter der Einwirkung der Sonne Resorption kalter Abscesse, Abstoßen von Sequestern, Gelenkmobilisationen u. dgl. mehr. Die einsetzende Forschung zeigte, daß Gleiches, wenn auch in geringerem Maße, für das Sonnenlicht in der Ebene gilt, geringer deshalb, weil hier ein Teil der ultravioletten Strahlen durch Staub usw. zur Absorption gelangt.

Dem durch die Kenntnis von der Heilwirkung der ultravioletten Strahlen entstehenden Lichtbedürfnis widmete sich die Technik und hat uns in den verschiedenen, chemische Strahlen spendenden Lampen einen wertvollen Ersatz für das nur zeitlich beschränkt zur Verfügung stehende wirksame Sonnenlicht geschaffen.

Für die Verwendung des Quarzlichtes in der Tuberkulose- resp. Lupusbekämpfung, hat sich NEISSER bereits 1910 eingesetzt.

Das Quarzlicht kann bei der Hauttuberkulose unter mehreren Gesichtspunkten zur Verwendung gelangen, vor allem durch direkte Einwirkung auf den Krankheitsherd, die Beeinträchtigung des tuberkulösen Gewebes, wie es ausgesprochener das Finsenlicht vermag, dann durch Allgemeinbestrahlungen, die imstande sind, die Heilungsmöglichkeiten der Tuberkulose zu bessern.

In früheren Kapiteln wurde die Wirkung der lokalen Bestrahlung besprochen, und wir haben gesehen, welch ausgiebigen und vorteilhaften Gebrauch bei sinnvoller Anwendung wir von diesen Belichtungen machen können.

Allgemeinbestrahlung.

Die Wirkungen des Quarzlichtes erstrecken sich aber nicht nur sinnfällig auf die Haut.

Wir finden vielmehr nach Belichtungen, als deutliche Zeichen einer Gesamtalteration, Veränderungen im Gefäßsystem, Blute und Stoffwechsel. Herabsetzungen des Blutdruckes, volleren Puls und im Zusammenhang geringe Schwankungen im Wasserhaushalt, Vermehrung der Diurese. Im Blute je nach Intensität der Belichtung Leukopenie und Leukocytose mit relativer Lymphocytose und Eosinophilie, letztere ist vielleicht von der Hautreaktion abzuleiten. Von der Steigerung des lokalen Stoffwechsels durch ultraviolette Strahlen war schon die Rede (ulcera); Gleiches zeigt sich für den Gesamtstoffwechsel, wobei eine besondere Steigerung des Eiweißstoffwechsels festzustellen ist.

Noch wichtiger für unsere Fragestellungen sind die Auswirkungen der Allgemeinbestrahlung auf die Haut und besonders auf die Tuberkulose der Haut. Hier kommt statt des Versuches die Erfahrung zu Wort.

Es zeigte sich, daß bei Allgemeinbestrahlungen neben dem roborierenden Einflusse auf den Gesamtorganismus die tuberkulöse Hautfläche mitreagierte, ja sogar, daß Allgemeinbelichtungen der Haut bei Lichtschutz des Lupusherdes zu seiner Abheilung führen können, Tatsachen, die Jesionek dazu geführt haben, die Allgemeinbestrahlung in den Vordergrund des lichttherapeutischen Handelns zu stellen.

Es ist hier nicht der Ort, die Frage nach dem Zustandekommen dieses Selbstschutzes und der Heilfunktion der Haut zu ventilieren. Die empirisch gefundene Tatsache kann uns genügen und muß unser therapeutisches Vorgehen in der Tuberkulosebekämpfung beeinflussen.

Wir kommen somit zu dem Schluß, daß der Allgemeinbestrahlung zweifellos durch Anregung der Abwehrkräfte des Körpers und der Haut, damit Stärkung der Immunisierung, hervorragende Bedeutung zukommt.

Gleichfalls ungeklärt ist die Frage nach der biologischen Bedeutung der Pigmentbildung, die schon kurz im ersten Abschnitt gestreift wurde.

Während ein Teil der Autoren in dem Anhäufen des Pigmentes einen Schutzmantel gegen Strahlen erblicken, demnach einen Hemmschuh für eine kräftigere Lichtwirkung, weisen andere gerade den Pigmentkörnchen die Hauptrolle zu und sehen in der ausgiebigen Bräunung der Haut ein gutes prognostisches Zeichen.

Die nach beiden Theorien gemachten guten Erfahrungen berechtigen wohl zu dem Schluß, daß die Pigmentbildung keineswegs allein der ausschlaggebende Faktor für den zu erzielenden Erfolg darstellt.

Der Übersichtlichkeit und rascheren Orientierung halber wollen wir das therapeutische Programm der Tuberkulosebekämpfung auflösen und es gesondert nach den Erscheinungsformen abhandeln.

Lupus vulgaris. Zur Diagnose: Charakteristische schuppenbedeckte braunrote Knötchen, welche unter Glasdruck (Anämisierung) als apfelgeleefarbene Flecken erscheinen. Sehr langsame Ausbreitung. Sitz mit Vorliebe das Gesicht (Lupus centralis).

Differentialdiagnose: Lues III zeigt u. a. erheblich schnellere Ausbreitung.

Lupus incipiens. Bei der Beurteilung des Lupus scheinen in erster Linie 2 Punkte Beachtung zu verdienen, das ist das frühzeitige Auftreten der Erkrankung, die in der Mehrzahl der Fälle bis in das Kindesalter zurückreicht, und weiter die vorwiegende Lokalisation im Gesicht. Beide Momente ergeben die ernste Mahnung, bei länger persistenten, vielleicht zunächst unscheinbar wirkenden Affektionen im Gesicht von Kindern die Frage einer lupösen Erkrankung in Betracht zu ziehen, damit eine Erfolg versprechende Therapie zeitig einsetzen kann.

Der häufige Sitz im Gesicht legt uns weiter die Verpflichtung auf, die Behandlung in kosmetischer Hinsicht zufriedenstellend zu gestalten, selbstverständlich nicht etwa auf Kosten eines Dauererfolgs.

Ob der beginnende Lupus einer Strahlenbehandlung unterzogen werden soll, wird von dem Therapeuten, seiner strahlentechnischen Einrichtung (Finsenlicht!) und Erfahrung abhängig zu machen sein.

Gleichgültig, ob Licht, Excision oder ausgiebige Kauterisation erfolgt, vorauszugehen hat der möglicherweise wiederholte Versuch, eine genaue Abgrenzung des Prozesses durch Injektion von

$^{1}/_{10}$ mg Alttuberkulin oder Ponndorfimpfung darzustellen und ferner die therapeutische Handlung über den verdächtigen Umkreis hinaus zu erstrecken.

Die gleichen Vorbedingungen gelten für den Lupus vulgaris. Dieser ist das Feld der Quarzlichttherapie, sowohl der lokalen wie auch der Allgemeinbestrahlung.

Es ist im Rahmen dieser Arbeit nicht erforderlich, bei der Lupusbekämpfung das Finsenlicht zu besprechen, da es dem Praktiker leider nur in den seltensten Fällen zur Verfügung stehen wird, der Finsentherapeut aber den Wert seiner Lampe wohl zu schätzen weiß.

Dem Finsenlicht, das infolge seiner großen Reizlosigkeit bei stärkerer Tiefenwirkung noch heute unbestritten den Vorzug verdient, ist von den Quarzlampen am ähnlichsten in der Wirkung die KROMAYER-Lampe, die zur Erzielung der Tiefenwirkung unter Kompression verwandt wird und evtl. mit Blaufilterung, um die Reizung und Schmerzhaftigkeit durch das Weißquarzlicht zu mindern und die Penetrationskraft zu erhöhen. Bei KROMAYER-Kompressionsbestrahlung zeigt sich Entzündung und Verschorfung der Epithellager, die sich im Laufe der nächsten Tage abzustoßen beginnen.

Der Bestrahlung voraus schicke man zweckmäßigerweise die Lösung der Schuppen durch 10 vH Salicylvaseline, um so einen möglichst geringen Strahlenverlust zu haben.

Die Anwendung der KROMAYER-Lampe auf den Lupusherd geschieht mit Kompression etwa 15 Minuten, wichtig ist die Beachtung der etwa 3—4fachen Verlängerung der Applikation bei Filterbenutzung. Die verkürzte Belichtungszeit bei Weißlicht stellt einen Vorzug der KROMAYER-Lampe dem Finsenlichte gegenüber dar, da sie bei nicht zu ausgedehnten Lupusherden, wenigstens zeitlich, die Möglichkeit der Eindämmung bietet, ein Vorteil, der allerdings durch die erhöhte Schmerzhaftigkeit errungen wird.

Die Reaktion läßt man unter indifferenten Salbenverbänden abklingen, eine erneute Bestrahlung der Stelle mit erhöhten Dosen kommt erst nach völligem Abheilen der ersten Lichtreaktion in Frage.

STÜMPKE verneint die Frage nach mehr als dreimaliger Bestrahlung des Einzelherdes mit der Begründung, daß dann eine allmähliche Gewöhnung der Hautfläche an das ultraviolette Licht eintritt, was immer schwächere Reaktionen nach sich zieht. So käme ein Wechsel in der Behandlungsart in Frage, oder es empfiehlt sich, auf die Allgemeinbestrablung größeren Nachdruck zu legen, denn Reyn beobachtete, daß Lupusherde nach Allgemeinbestrahlungen umgestimmt, auf einsetzende Lokalbelichtung besser ansprechen. Auf Grund dieser Erfahrungen werden sich in jedem Falle neben der Lokallichtätzung allgemeine Lichtbäder empfehlen. Auf deren Technik sei später bei der Besprechung der ulcerösen Lupusformen eingegangen.

Versager in der Kompressionsbehandlung könnten zu einer Pyrogallolbehandlung einzelner Distrikte mit evtl. Röntgenstrahlenkombination Anlaß geben. Die Pyrogallussäure in 10 vH Konzentration stellt bekanntlich ein ziemlich elektiv das lupöse Gewebe angreifendes Medikament dar. Der tägliche Verbandwechsel muß in Berücksichtigung der starken Schmerzhaftigkeit mit größter Schnelligkeit geschehen (vorbereiteter Salbenlappen). Nach etwa 1 Woche Beröntgenung und Ersetzen der starken Ätzsalbe durch 1 vH Pyrogallolvaseline.

Diese Kombination scheint aber nur empfehlenswert, wenn andere Behandlungsarten versagt haben, da die resultierende Narbenbildung meist nicht sehr schön ausfällt. Ob demgegenüber die Behandlung mit Pyotropin eine Verbesserung bedeutet, wage ich nicht zu entscheiden.

Die Röntgenstrahlenbehandlung allein ist, nach Blumenthal, wegen des so geringen Spielraumes zwischen Lupuszerstörung und Röntgenschädigungen der Haut und der darin schlummernden Gefahr der carcinomatösen Degeneration abzulehnen.

Bei großen Herden wird sich die Kompressionsbehandlung mit der Kromayer-Lampe als zu umständlich und kostspielig erweisen. Derartige Patienten werden überhaupt wohl am besten Aufnahme in einer Lupusheilstätte finden. Ist aus äußeren Gründen dies nicht möglich, suche man durch Allgemeinbestrahlungen den Allgemeinzustand zu heben, vielleicht wird sich so auch eine Einwirkung auf den Herd erzielen lassen; daneben wird ein Versuch mit Goldpräparaten (Aurophos usw.) am Platze sein.

Lupus exulcerans. Der ulceröse Lupus verlangt eine gesonderte Besprechung, da er von dem Lupus vulgaris therapeutisch abweicht, einmal durch seine günstige Beeinflussung durch Röntgenstrahlen, dann aber auch, da gerade bei ihm neben der lokalen Quarzlichtbehandlung auf die Allgemeinbestrahlung besonderer Wert zu legen ist.

Die Sonne besonders im Hochland verdient in allen Fällen den Vorzug.

Soll als Strahlenquelle die Tieflandsonne herangezogen werden, ist, um bei hohem Lichtwert eine zu intensive Bestrahlung zu vermeiden, von STRAUSS nachstehendes Schema empfohlen worden:

1. Tag: Beide Unterschenkel $^1/_2$ Stunde,
2. Tag: Beide Unterschenkel $^3/_4$ Stunde, beide Oberschenkel $^1/_2$ Stunde.
3. Tag: Unterschenkel 1 Stunde, Oberschenkel $^3/_4$ Stunde, Arme $^1/_2$ Stunde.
4. Tag: Unterschenkel $1^1/_4$ Stunde Oberschenkel 1 Stunde, Arme $^3/_4$ Stunde, Rumpf vorn $^1/_2$ Stunde, Rumpf hinten $^1/_4$ Stunde.

und analoge Fortführung unter Kopf- und Augenschutz.

Dem verschiedenen Lichtwert der einzelnen Tageszeiten ist Rechnung zu tragen.

Exakte Dosierungen ermöglichen die stets zur Verfügung stehenden Quarzlampen, wenn sie auch nur einen Ersatz der unerreichten Sonnenwirkung darstellen.

Ihre Daueranwendung variiert nach den Anschauungen über die biologische Bedeutung des Pigmentes. Diejenigen, die das Pigment als ein Lichtschutzinstrument betrachten, schieben bei beginnender Pigmentierung eine Depigmentierungspause ein, während die anderen eine Pigmentierung als wünschenswert anstreben und sich ihre Vertiefung angelegen sein lassen.

Gemäß dem größeren Strahlenfeld ist hier die BACH-Lampe der KROMAYER-Lampe vorzuziehen. Man beginnt mit 1 m Abstand 3 Minuten Dauer, belichtet einen um den anderen Tag und steigert dabei jeweils um je $^1/_2$—$^3/_4$ der Erstbestrahlung (später mehr), dabei eine ausgesprochene Lichtreaktion vermeidend.

Intensiver wirkt die lichtstärkere JESIONEK-Lampe, die in Lichtinstituten in mehreren Exemplaren aufgestellt, eine gleichmäßige chemische Durchlichtung des Raumes gewährleistet.

Wie bei ulcerösen Prozessen anderer Ätiologie kann auch beim **Lupus ulcerosus** das Quarzlicht zur Belichtung des Ulcus nutzbringend herangezogen werden, so die KROMAYER-Lampe unter Kompression 5—10 Minuten auf den gut gereinigten Geschwürsgrund gebracht. Ebenso kann auch die BACH-Lampe vorteilhaft verwendet werden, um den lokalen Stoffwechsel anzureizen, die Dosierung nach ähnlichen Grundsätzen, wie sie im Kapitel Ulcera dargelegt wurden.

Schleimhautlupus. Beim Lupus der Schleimhaut treten analoge therapeutische Maßnahmen ein wie beim Lupus vulgaris. Die Kompressionsbehandlung mit der KROMAYER-Lampe muß sich der für die Schleimhäute konstruierten Quarzansätze bedienen. Ist trotz diesen eine genaue Adaption des Ansatzes an den Herd nicht möglich, so ziehe man lieber die hier Gutes leistenden Röntgenstrahlen heran, etwa 2mal $^1/_2$ HED ohne Filterung und evtl. Wiederholung nach mehreren Wochen.

Später werden neben Allgemeinbestrahlungen Ätzungen des Herdes in Betracht kommen, evtl. operatives Vorgehen.

Tuberculosis cutis verrucosa. Zur Diagnose: Meist berufliche Infektion (Metzger, Angehörige pathologischer Institute usw.). Sitz: vorwiegend Hände. Auf gerötetem Grunde papilläre Wucherungen mit Verhornung.

Diese Form der Hauttuberkulose reagiert im allgemeinen gut auf Röntgenbestrahlung. Ist sie aus äußeren Gründen nicht möglich, lassen sich auch durch Kombination keratolytischer Maßnahmen und Ultraviolettbehandlung ansprechende Resultate erzielen. Man beseitigt durch 10 vH Salicylvaseline unter wasserdichtem Stoff die Auflagerungen und schickt eine intensive Kompressionsbehandlung mit der KROMAYER-Lampe nach.

Bei einem kleinen Leichentuberkel dürfte die Excision am empfehlenswertesten sein.

Zusammenfassung.

Wir haben gesehen, daß die Quarzlichtbehandlung eine wertvolle Waffe im Kampfe gegen die primäre Hauttuberkulose darstellt, wenn sie auch dem Finsenlicht nachsteht und wie jede Tuberkulosetherapie häufige Versager aufweisen wird. Als neues Therapeuticum wurde neuerdings die Goldbehandlung eingeführt. Während beispielsweise das Aurophos für den Lupus erythematoses eine ausgezeichnete Bereicherung unseres Therapieschatzes darstellt, sind die Meinungen beim Lupus vulgaris noch geteilt. Immerhin scheint es, daß es auch hier in Kombination mit der Lichtbehandlung etwas zu leisten imstande ist. Inwiefern eine vorausgeschickte Ultraviolettbestrahlung den lupösen Herd für das Goldpräparat sensibilisiert, kann noch nicht abschließend beurteilt werden; jedenfalls scheinen dahinzielende Versuche bei ausgedehnten Fällen von Lupus, deren Kompressionsbehandlung eine Sisyphusarbeit darstellt, berechtigt.

Tuberculosis colliquativa.

Das Scrofuloderm. Zur Diagnose: Meist Infektion der Haut von der Tiefe aus (Drüsen, Gelenke); befallen vorwiegend das jugendliche Alter. Knotenbildungen mit bläulichrot verfärbter, gespannter Haut, die perforieren, Fistelbildung, dünneitrige Sekretion, Ulceration.

Differentialdiagnose: Lues III. Sporotrichose.

Die Quarzlichtbehandlung des Scrofuloderms kann einmal in einer lokalen Einwirkung auf die verbreiterte Fistelöffnung wie bei anderen tuberkulösen Geschwüren (Anregung des lokalen Stoffwechsels) bestehen, dann aber auch analog dem Lupus in einer durch die Allgemeinbestrahlung bedingten Anregung immunisatorischer Vorgänge.

Eine direkte Einwirkung auf den Ausgangspunkt der Erkrankung (Drüsen, Gelenke, Knochen) werden wir mit den ultravioletten Strahlen natürlich nicht erzielen können, dies ist die Domäne der Röntgenstrahlen, auf die besonders Drüsenpakete gut ansprechen.

Dagegen werden wir häufig auf Applikation des Quecksilberdampflichtes nach einer Reizbestrahlung Belebung des Geschwürsgrundes beobachten können (evtl. auch Kompressionsbestrahlung mit Blaufilter), wie wir es in gleicher Weise bei anderen tuberkulösen Geschwüren sehen.

Daß daneben bei den Gommes tuberculeuses nicht immer auf chirurgisches Vorgehen, Punktion usw. verzichtet werden kann, versteht sich von selbst, überhaupt sei allgemein-therapeutisch hier eingefügt, daß, gleich welche Lichttherapie zur Anwendung kommen mag, die Allgemeinbehandlung des Patienten nicht vernachlässigt werden darf. Roborierende Diät, Lebertran, Tuberkulin usw. stellen wirkungvolle Unterstützungsmittel, die der Quarzlichtbehandlung vielleicht gleichzusetzen sind, dar. Ebenso versteht es sich von selbst und verlangt doch stets erneuten Hinweis, daß der Hauttuberkulöse unter Kontrolle verbleibt und selbst nach Freisein von Erscheinungen sich einer Nachschau in etwa vierteljährlichen Intervallen unterzieht, um evtl. Rezidive nach Möglichkeit im Keime zu ersticken.

Tuberculide.

Die Tuberculide sind Ausdrucksformen von Embolien von Tuberkelbazillen in die Haut, Zeichen einer gesteigerten immunisatorischen Reaktion.

Papulo-nekrotische Tuberculide. Zur Diagnose: Vorzugsweise an den oberen Extremitäten auftretende Papeln mit zentraler Narbenbildung.

Lichen scrofulosorum. Zur Diagnose: Gelblich-rötliche in Gruppen stehende follikuläre Knötchen mit frühzeitiger Schuppung. Prädilektionsstelle: Stamm.

Erythema induratum Bazin. Zur Diagnose: flache oder prominente Knoten von livid roter Farbe und langer Persistenz. Besonders an den Unterschenkeln.

Die therapeutische Beeinflussung dieser und der selteneren Tuberculide: Lupus pernio, Boeksches Sarcoid, Granuloma annulare, hat in einer Unterstützung der Abwehrfunktionen des Organismus zu bestehen. Infolgedessen sind Allgemeinbestrahlungen durch Sonnenlicht und Ersatzlichtquellen jeweils angezeigt und von Nutzen.

Bei einem Falle von Lupus pernio sah Stümpke überraschende Besserung nach mehreren Kromayer-Lampenbestrahlungen, während sich beim Boekschen Sarcoid, entsprechend seines Baues, durch Lokalbestrahlungen keine günstigen Erfolge erzielen ließen.

Außer dem Lupus erythematodes bedürfte noch die Scrofulose der Besprechung.

Scrofulose. Bei Dermatosen werden wir nur einige Fälle finden, die als Sonderheit unter diesen Begriff fallen, vielleicht einzelne Fälle von merkwürdigen Ekzemformen, die bei Kombination mit scrofulösen Zeichen sich nicht vollkommen als irritierte Typen des Lichen scrofulosorum bezeichnen lassen. Die meist vorhandene Reizbarkeit wird eine Lichtbehandlung zunächst ablehnen lassen, wenigstens in Form der Quecksilberdampflampen, vorsichtige natürliche Besonnung kann neben der symptomatischen Therapie versucht werden.

Lupus erythematodes. Zur Diagnose: Rötung und leichte Schwellung besonders des Randes, Atrophie mit Hornpfropfbildungen in den Follikelmündungen. Sitz: Nasenrücken (Schmetterlingsform), behaarter Kopf.

Der Erythematodes wird bisweilen zu den Tuberculiden gerechnet. Ein Teil der Fälle lassen sich aber als Lichtdermatosen ansprechen, weshalb bei jedem Lupus erythematodes bezüglich einer Lichtbehandlung Vorsicht geboten ist, wenigstens alle gereizt wirkenden und frischeren Fälle sind kontraindiziert.

Sollte bei älteren eine Ultraviolettbehandlung versucht werden, ist zunächst die Unwirksamkeit von Goldpräparaten, besonders dem Aurophos, sowie von Vereisung festzustellen.

Der Lupus erythematodes im behaarten Kopfe hat bei den Haarkrankheiten Berücksichtigung gefunden.

Geschwülste der Haut (Leukämie, Mycosis fungoides).

Entsprechend seinem Wirkungsbereiche wird das Quarzlicht nur bei Tumoren der Haut heranzuziehen sein, wenn sie an der Oberfläche etabliert sind.

Besondere Bedeutung mißt Kromayer auf Grund seiner Erfahrungen der Methode bei der Behandlung der Naevi vasculosi bei. Er unterscheidet 3 Arten von Gefäßnaevi:

1. Oberflächliche, kapillar zusammengesetzte, blaurote Naevi,
2. Kleine, hellrote vorwiegend arterielle Naevi,
3. Tiefgehende mit starker Bindegewebewucherung.

Die ersten vermag das Licht jeweils zu beseitigen, während es bei den zweiten nur einen temporären Erfolg zeitigt, da sie durch Gewebssprossung wieder neu gebildet werden. Für die dritte Gruppe ist das Quarzlicht allein zu oberflächlich wirkend und ohne Erfolg.

Kann bei den ersten beiden Gruppen aus äußeren Gründen der Kohlensäureschnee nicht angewendet werden, so kann das Weißquarzlicht unter Kompression ca. 10 Minuten zur Verwendung gelangen, wird das reizlosere und tiefer alterierende Blaulicht verwendet, so ist die 3—4fache Belichtungszeit zu wählen. War die Bestrahlung insuffizient, kann nach völligem Abklingen der Erstreaktion eine Wiederholung mit entsprechend erhöhten Dosen erfolgen.

Naevi pigmentosi zeigen als angeborene Hyperpigmentationen, wenn überhaupt, dann nur vorübergehenden Erfolg. Zumal von einer Lichtbehandlung wird daher abzuraten sein, wie vielleicht von jeglicher therapeutischer Beeinflussung, da sie sonst erfahrungsgemäß die Neigung zu maligner Degeneration erhalten können.

Warzen zeigen durch Ultraviolettbestrahlung keinerlei Beeinflussung, ebensowenig andere benigne Geschwülste der Haut (*Fibrome*, *Myome*, *Lipome*). Eine Ausnahme bilden die Spontankeloide, die bereits Besprechung gefunden haben.

Maligne Geschwülste. Es ist bisweilen der Versuch unternommen worden, mit ultravioletten Strahlen maligne Tumoren zu beeinflussen. So werden sogar einzelne Heilungen (Cancroide) allein durch Lichtbehandlung beschrieben. Die Wichtigkeit carcinomatöse und sarkomatöse Prozesse frühzeitigst in energische chirurgische Behandlung zu bekommen, sollte derartige Versuche von selbst unterbinden, zumal durch die Entfachung einer Entzündung durch das Quecksilberdampflicht die Möglichkeit einer Weiterverschleppung auf dem Lymphwege erhöht befürchtet werden muß.

Den Tumoren seien noch die Mycosis fungoides und die leukämischen Zustände der Haut angegliedert.

Mycosis fungoides. Zur Diagnose: I. Stadium: Kopieren eines Ekzems oder Erythrodermie von Karmin-Tönung, Verdickung der Haut; Jucken, Drüsenschwellung.

II. Stadium: Zunehmende Verdickung der Haut zu prominenten derben Platten.

III. Stadium: Ausgesprochene Tumoren.

Ist die Diagnose gesichert, so hat Röntgenbehandlung einzusetzen, die besonders im Stadium der Tumorbildung Vorzügliches symptomatisch zu leisten imstande ist. Da außerdem derartige Häute eine gewisse Unempfindlichkeit gegen Röntgenlicht, wenigstens im zweiten Stadium, besitzen, wäre die Heranziehung der ultravioletten Strahlen nicht notwendig.

Trotzdem wird von seinen juckstillenden Eigenschaften im prämykotischen Abschnitt Nutzen zu ziehen sein, zu Zeiten, in denen die Röntgenbehandlung pausieren, zurückhaltend für intensivere Erscheinungen aufgespart werden soll.

Gleichfalls symptomatisch wirksam kann das Quecksilberdampflicht bei leukämischen Zuständen der Haut sein, wenn es hier auch keineswegs als Konkurrent der Röntgenbehandlung auftreten kann. Immerhin vermag man die pruriginösen Erscheinungen bei myeloischer Leukämie, das Jucken und vielleicht auch die exfoliierenden Erythrodermien der lymphatischen günstig durch Lichtgaben, so sie sich unter der Erythemgrenze halten (1 m BACH-Lampe, $2^1/_2$ Minute, evtl. steigern), beeinflussen; man hat dadurch den Vorteil gewonnen, die Röntgenwirkung für bedürftigere Zeiten aufgespart zu haben.

Venerische Erkrankungen.

Selbst die Geschlechtskrankheiten sind der Wirkung der ultravioletten Strahlen ausgesetzt worden.

Gonorrhöe. Für die Urethra wurden eigens Quarzansätze konstruiert, um somit auch bei der Gonorrhöe durch Lichtwirkung eine Beeinflussung zu erzielen. Von praktischer Bedeutung sind derartige Versuche nicht, da eine abtötende Wirkung auf die Gonokokken nicht in Frage kommt, die Strikturgefahr zu groß ist und wir für eine Reizbehandlung wirksamere chemische Mittel zur Verfügung haben.

Auf die Belichtungen perforierter Bubonen wurde bereits im Zusammenhang mit den geschwürigen Prozessen kurz hingewiesen.

Am naheliegendsten wäre eine Lichtbehandlung bei der *Syphilis.* Die Lues gestattet so manche Parallele zur Tuberkulose zu ziehen, und ihre pathogenetische Entwicklung wird in jedem Falle die Steigerung der Abwehrkräfte wünschenswert erscheinen lassen.

Unser Gefühl von der Optimalität der uns zur Verfügung stehenden antiluetischen Mittel hat uns bisher verhindert, den allgemeinen therapeutischen Gesichtspunkten besondere Bedeutung beizumessen.

Quarzlicht und Kosmetik.

Mehrere kosmetischen Hautleiden und ihre Beseitigung mit Licht haben wir bereits angeführt. Günstige Resultate vermochte die Strahlenbehandlung zu schaffen bei der Acne, Rosacea, Seborrhöe, den Haarkrankheiten, wenig bei Lichen pilaris, praktisch erfolglos war sie bei den Epheliden, Chloasma und der Vitiligo. Auch die verschiedenen Näviformen wurden abgehandelt, so daß nur noch wenig Einschlägiges verbleibt.

Entsprechend den Naevi vasculosi wurden auch Teleangiectasien mit Quarzlicht angegangen, doch dürfte die Glühnadel wirkungsvoller arbeiten. Das Beseitigen von Tätowierungen durch Licht begegnet durch den tiefen Sitz der Farbkügelchen unüberwindlichen Schwierigkeiten, dagegen befürwortet KROMAYER die Quarzlichtanwendung zur Behandlung der Megaloporie, eines Zustandes, wie er sich nicht zu selten im Gefolge der Acne und Rosacea zeigt. KROMAYER sah durch eine Plättbehandlung mit gefiltertem Licht wesentliche Besserungen, wie sie von keiner anderen Methode erzielt werden.

Schlußwort.

Wir haben in kurzen Zügen das Gebiet der Ultraviolettbehandlung mit dem Quarzlicht gezeichnet und, wenn dieses auch nicht bei allen Dermatosen, bei denen es aufgeführt ist, als führendes therapeutisches Mittel aufgefaßt und angewendet werden soll, so umfaßt es doch ein Indikationsgebiet, das vielleicht größer ist, als vom Standpunkt des Optimums der Wirkung erlaubt scheint.

Die Praxis dürfte von sich aus eine gesunde Einschränkung bringen.

Inwieweit dazu noch die praktische Erschließung des zwischen dem äußersten Ultraviolett und den Röntgenstrahlen liegenden Wellenbereiches, beispielsweise die Weichstrahlen, beitragen kann, muß abgewartet werden. Wünschenswert wäre es auf jeden Fall, die immerhin etwas insuffiziente Tiefenwirkung des ultravioletten Lichtes durch kurzwelligere penetrierendere Strahlenqualitäten zu ersetzen, ohne gleich zu dem höchst differenten Röntgenlicht greifen zu müssen.

Immerhin stellt aber das Quarzlicht ein differentes Mittel dar, das nicht ohne Indikation angewendet werden soll und dem Laien nicht in die Hand gegeben werden darf.

Sachverzeichnis.

Druck von C. G. Röder G. m. b. H., Leipzig.

Hautkrankheiten. Von Dr. **Georg Alexander Rost,** o. Professor der Dermatologie und Direktor der Universitätshautklinik in Freiburg i. Br. Mit 104 zum großen Teil farbigen Abbildungen („Fachbücher für Ärzte", herausgegeben von der Schriftleitung der „Klinischen Wochenschrift", Band XII). X, 406 Seiten. 1926. Gebunden RM 30.—

Die Bezieher der „Klinischen Wochenschrift" erhalten die Fachbücher mit einem Nachlaß von 10%.

Kosmetik. Ein Leitfaden für praktische Ärzte von Dr. **Edmund Saalfeld,** Sanitätsrat in Berlin. Sechste, verbesserte Auflage. Mit 20 Abbildungen. IV, 136 Seiten. 1922. RM 4.—

Röntgen-Hauttherapie. Ein Leitfaden für Ärzte und Studierende. Von Prof. Dr. **L. Arzt** und **H. Fuhs,** Assistenten der Klinik für Dermatologie und Syphilidologie in Wien. (Vorstand: Prof. Dr. G. Riehl.) Mit 57 zum Teil farbigen Abbildungen. VI, 156 Seiten. 1925. RM 9.60; gebunden RM 11.—

(W) **Physik und Chemie des Radium und Mesothor.** Für Ärzte und Studierende von Privatdozent Dr. phil. **Albert Fernau,** Leiter der Physikalischen Abteilung der Radiumstation im Allgemeinen Krankenhaus in Wien. Mit einem Vorwort von Prof. Dr. **Gustav Riehl,** Vorstand der Universitätsklinik für Dermatologie und Syphilidologie in Wien. Zweite, wesentlich vermehrte Auflage. Mit 31 Abbildungen im Text. VI, 102 Seiten. 1926. RM 7.50

Die Radium- und Mesothorium-Therapie der Hautkrankheiten. Ein Leitfaden von Prof. Dr. **G. Riehl,** Vorstand der Universitätsklinik für Dermatologie und Syphilidologie in Wien, und Dr. **L. Kumer,** Assistent der Universitätsklinik für Dermatologie und Syphilidologie in Wien. Mit 63 Abbildungen im Text. VI, 84 Seiten. 1924. RM 4.80

Ärztliches Handbüchlein für hygienisch-diätetische, hydrotherapeutische, mechanische und andere Verordnungen. Eine Ergänzung zu den Arzneivorschriften für den Schreibtisch des praktischen Arztes. Von Sanitätsrat Dr. med. **Hermann Schlesinger,** praktischer Arzt, Frankfurt a. M. Zwölfte Auflage. X, 206 Seiten. 1920. RM 3.75

Das Deutsche Krankenhaus 1925. Im Auftrage des Gutachterausschusses für das öffentliche Krankenhauswesen unter Mitarbeit zahlreicher Fachleute herausgegeben von Geh. Reg.- und Med.-Rat Prof. Dr. **W. Alter,** Düsseldorf. Mit zahlreichen Abbildungen und Diagrammen. Erscheint im Mai 1927.

Das mit (W) bezeichnete Werk ist im Verlag von Julius Springer in Wien erschienen.